《阮氏医案》评议

盛增秀全国名老中医药专家传承工作室策划整理

清·阮怀清　原著

盛增秀　庄爱文　评议

中医古籍出版社

图书在版编目（CIP）数据

《阮氏医案》评议/盛增秀，庄爱文评议．－北京：中医古籍出版社，2017.5

ISBN 978－7－5152－1468－9

Ⅰ.①阮… Ⅱ.①盛…②庄 Ⅲ.①医案－汇编－中国－清代 Ⅳ.①R249.49

中国版本图书馆 CIP 数据核字（2017）第 085534 号

《阮氏医案》评议

盛增秀　庄爱文　评议

责任编辑　刘　婷
封面设计　韩博玥
出版发行　中医古籍出版社
社　　址　北京东直门内南小街 16 号（100700）
印　　刷　三河市华东印刷有限公司
开　　本　710mm×1000mm　1/16
印　　张　11.625
字　　数　150 千字
版　　次　2017 年 5 月第 1 版　2017 年 5 月第 1 次印刷
印　　数　0001～2000 册
书　　号　ISBN 978－7－5152－1468－9
定　　价　26.00 元

内容提要

　　《阮氏医案》系浙籍医家阮怀清撰著，原书为抄本，唯浙江省中医药研究院图书馆独家珍藏，属海内孤本，弥足珍贵。阮氏将其临证医案，择其精要者录于书中，内容涉及内、外、妇、儿诸科的案例，能真实反映其学术思想和诊治特色。《阮氏医案评议》在忠实原著的基础上，结合编者的学习心得和临床经验，对原案逐一予以分析和评议，旨在阐发阮氏的学术特长和理法方药运用上的独到经验，体现出继承中有发扬，整理中见提高，具有较高的学术和应用价值，适合于广大中医、中西医结合人员和中医院校学生阅读，也是中医业务爱好者的良好读物。

编写说明

医案是中医百花园中的奇葩，历代医家对此有极高的评价，如《重刊续名医类案序》曰："医之有案，如史之有传。"清代医家周学海也说："宋以后医书，唯医案最好看，不似注释古书之多穿凿也。每部医案中，必有一生最得力处，潜心研究，最能汲取众家之长。"的确，医案是历代医家活生生的临证记录，最能反映各家的临床经验和学术特长，对临证有着重要指导意义和实用价值。有鉴于此，我们近十年来，致力于古代名家医案的整理研究工作，先后编成《重订王孟英医案》《<赤崖医案>评注》《常见病症古代名家医案选评丛书》《古代名医真假疑似病案赏析》《医案书法合璧欣赏》等书，特别是大型中医类书《医案类聚》（约600万字），出版后深受读者的欢迎。这里值得一提的是，自2014年始，我们又对我院藏本《阮氏医案》作了深入的整理研究，完成了《<阮氏医案>评议》的编撰。现将有关情况概述如下：

1. 《阮氏医案》系清末民初浙籍医家阮怀清著，原书系抄本，唯我院图书馆独家珍藏，实属海内孤本（详《中国中医古籍总目》），且该书学术和应用价值颇高，弥足珍贵。本书作者的生平事迹，因其居于偏僻之乡，既往史料鲜有记述，或语焉不详。我们在编撰《<阮氏医案>评议》时，曾作了必要的调研，并发表了"浙东名医阮怀清传略及其医案赏析"，堪称首次对阮氏生平和著述作了较详细的介绍，特附于书末，以供参考。

2. 《<阮氏医案>评议》一书，在尊重《阮氏医案》原文的基础上，对其所载医案，结合我们的学习体会和临床经验，逐一予以评议，旨在阐发阮氏的学术特长和理法方药运用上的独到经验，评议力求精准，有分析，有归纳，体现出传承中有发挥，整理中见提高，使人一目了然，得到启发。需要说明的是，因原书系抄本，个别写错的字或文句不通之处则径予改正；不少药名是地方称谓，除极少数令人费解的改为正规名称或存疑外，余皆保持原貌。

3. 鉴于原书文字比较浅显，故一般不作注解，惟序 1 个别文字较为深奥，特加注予以说明。

限于水平，评议时错误和不足之处在所难免，敬请读者指正。

编者于 2017 年 1 月 25 日

序　一

　　范文正公少时，自誓不为良相，即为良医，可知医与相，二而一，一而二，同出一道以救世也。丙吉问牛喘曰：宰相摄理阴阳者也。夫阴阳不理则国乱而民多罹殃，相之责也，宰相固以摄理阴阳为天职矣。然医士亦何尝不以调阴阳为能事乎？特良相摄理阴阳于未舛之先，良医调理阴阳于既乖之后，理于未舛之先者，其擘画可以从心所欲，得其道者易为功也。理于既乖之后，非经验富足，垣见一方如秦越人者流，难以奏效也。医与相虽同道，而着手成春较难于良相矣。阮氏怀清者，越东名医也，悬壶济世，已数十年，活人不可以数计，今已垂暮，不便远出，因辑平日所经验诸方案以济人，并可垂诸久远而无穷，名之曰《阮氏医案》，行将付梓，过沪而问序于余，披阅之下，觉先生之所以名于医者，深得调理阴阳之道，无愧乎国手矣。其立方也，神明于法而不为法拘，鸡癕豕零有时而为帝也。（编者注：语出《庄子·徐无鬼》。帝，古代君主的称号，引申为主体，主。这里借指方剂配伍中的君药。鸡癕即芡实，豕零即猪苓，意为这二药有时也可作为君药。）其决证也，以阳入阴，支兰藏者生，阴入阳，支兰藏者死，闻者莫不目眩，然瞋而舌挢也。（编者注：语出《史记·扁鹊仓公列传》。支兰，人体的脉络。）其切脉也，擅五色之技，闻病之阳论得其阴，闻病之阴论得其阳，决嫌疑，定可治，故其断案甚精而无模棱语。是书既出，不特为医界之津梁，直可以佐良相之摄理矣。爰走笔而序之。

中华民国十六年杏月
守中子章钟渭叙于沪上圣约翰讲舍

序　二

　　医之有案，犹审狱之有判也，审狱无判，则曲直不明，医而无案，则表里莫辨，焉能对症发药，指下回春乎？昔吴子音先生辑有叶薛缪三家医案，可谓金针度人矣。今阮君怀清先生所著之书，亦以医案命名，得毋蹈其故辙，语涉雷同，为有识所訾议屿？曰：非也。彼三家之医案，率用补剂，宜于内症，不宜于外邪。阮君之医案，补散和解兼用，宜于外邪，亦宜于内症，分道扬镳，各臻其妙，名同而实不同也。况逐方立案，不分门别类，与伊三家相似耳。登之梨枣，洵足为后学之圭臬，指迷者以津梁，其为功岂浅鲜哉！爰揭数语，以弁诸简端。

　　民国十四年岁在旃蒙赤奋若夏历杏月
　　世教弟畹九曹漱兰鞠躬序

序 三

天下操生死之权者有二：曰法官，曰医士。法官无判牍，则曲直不明；医士无医案，则功过不见。医案之辑，历代多有之，求其风行全国者，莫如叶天士之《指南医案》，阮君怀清，近今之叶天士也。读《灵》《素》书，精岐黄学，悬壶数十年，临证以万计，凡外感内伤，以及痘疹杂症，兼擅其长，用药处方，不戾古法，编纂成帙，署曰《阮氏医案》，拟之叶氏，殆有过之。盖叶氏之案，出自门人，瑕瑜互见。阮君之案，由于手辑，纯粹无疵。业斯道者，果能会而通之，神而明之，触类而引申之，以之治病，吾知其起死回生不难也。予与君交最久，知之最详，嘉其书之成也，故乐为之序。

中华民国十六年岁次丁卯夏历中和节
教弟玉堂王咏壶隐鞠躬题

6

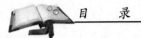
目　录

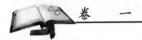

卷　一

浙台黄邑谷岙阮秉文怀清著

王　右脉涩滞，左脉濡弱，舌苔厚腻。此系元虚感暑，暑中兼湿，中阳被困，健运失常，以致胸膈痞闷，肚腹疼痛，营卫不和，时觉寒热，或浊邪上干，头目昏胀，湿热下注，小水短黄。先拟解暑利湿，然后可以温补调元。

广藿香一钱　连皮苓二钱　南京术一钱五分　白蔻仁八分，研冲水佩兰一钱　水法夏一钱五分　紫绍朴八分　广陈皮八分　细桂枝八分　川通草八分

又　前经解暑利湿，稍觉见效，再诊六脉模糊，舌苔白滑，乃湿犹未清耳。盖土困中宫，水谷之精微不化，金无生气，阴阳之枢转不灵，清浊混淆，其湿从何而化乎？再进调中化湿，斯为合法。

生白术一钱五分　广陈皮一钱　白茯苓二钱　生谷芽一钱五分茅苍术一钱五分　水法夏一钱五分　炙甘草八分　生米仁三钱　紫绍朴一钱

又　调中化湿见效，所嫌六脉细弱，五脏皆虚。究其最虚者，惟脾胃耳。中阳困弱，上下失调。然邪症虽退，而真元未复，拟用六君合建中，方列于下。

西党参三钱　炒白术一钱五分　广陈皮一钱　酒白芍一钱五分白茯苓二钱　炙甘草八分　水法夏一钱五分　川桂枝八分　广木香八

分　春砂仁八分　老生姜三片　大红枣三枚

评议：本例为暑湿浸淫表里，弥漫三焦的病证。盖夏日暑热盛行，蒸动湿气，人在气交之中，感受暑湿，"壮者气行则已，怯者着而为病"。(《素问·经脉别论》语) 患者平素体虚，无力抗邪，遂令暑湿着而为病。观其症情，头目昏胀，胸膈痞闷，时觉寒热，显系暑湿客于上焦肺卫；肚腹疼痛，乃邪入中焦，气机阻滞，不通则痛使然；小水短黄，是湿热流注下焦之象；脉来涩滞，舌苔厚腻，湿邪留着明矣。故初诊以藿朴夏苓汤加减，意在宣畅气机，解暑利湿，药后虽获小效，但湿性黏腻，盘踞中宫，脾胃困顿，以致水谷之精微不化，清浊混淆，故续投调中化湿之剂而湿邪得祛，惟脾胃未健，真元未复，善后以补中益气为法，堪称熨帖。

朱　左脉细数，右脉弦滑，重按空散无神，舌苔厚腻微黄。原系虚痨痰嗽见症，先天既弱而水虚；邪热复炽而金伤；木无涵养气逆痰升而多嗽；火乏奉承，血衰神怯而难安；丹田气化衰微，真水无从上达，以致津枯液竭，其音故渐失耳。所幸土德未衰，生化有权，犹可望药力以转机耳。勉拟清金保肺，滋水涵木，佐以驱邪退热，止嗽消痰。

北沙参四钱　京杏仁三钱　毛燕窝三钱　桑白皮一钱五分　大麦冬三钱　川贝母一钱五分　阿胶珠三钱，全黑　川骨皮一钱五分西甘草八分　生龟板六钱　生谷芽五分　生米仁三钱　鸣蝉衣五个

评议：肺痨宿恙，复感邪热，内外交困，津液枯竭，病入膏肓矣。所幸"土德未衰，生化有权"，病虽险而犹有挽救之望，《内经》"有胃气则生，无胃气则死"，此之谓也。清金保肺，滋水涵木，乃古治肺痨常用之法，然欲收全功，殊非易事。

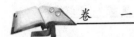

　　蔡　六脉浮洪，舌苔中黄尖黑，此系手厥阴暑温。宫城被困，君主难安，火炽则神昏谵语，水虚则口燥齿干，阳盛阴衰，身体无寒而独热，津枯液竭，大便燥结而难通。拟用加味清宫汤，清心解热，芳香开窍，以救危急耳。

　　黑犀角（现已禁用，可用水牛角代，下同）五分，磨冲　青连翘三钱　莲青心五分　荷叶边一钱半　竹叶心一钱半　连心冬三钱　金银花三钱　黑元参三钱　鲜芦根三钱　鲜石蒲八分　紫雪丹三分

　　评议：温病邪入心胞，出现神昏谵语等症状，吴鞠通《温病条辨》制清宫汤以治，其组方为元参心三钱，莲子心五分，竹叶卷心二钱，连翘心二钱，犀角尖（磨冲）二钱，连心麦冬三钱。本例系"手厥阴暑温"，观其处方用药，乃清宫汤合紫雪丹加味，意在清心涤热，芳香开窍，与吴氏经验恰合。上世经六十年代，笔者曾参加流行性乙型脑炎（属中医"暑温"范畴）临床研究，对于邪入心胞之危重病证，常采用清宫汤和"三宝"（安宫牛黄丸、紫雪丹、至宝丹）治之，确有较好的疗效。惟方中犀角可用水牛角代替，剂量宜重，一般为30克。

　　朱　右寸脉微，左尺虚弱，右尺洪数，左关亦然。原属金水衰微，木火自得专权，龙雷莫制，肾阳未免妄动，以致丹田不固，气化失常，精隧与水道多生秽垢，是故淋浊之症，互相交作矣。今拟龙胆泻肝汤加减治之。

　　龙胆草一钱半　细生地三钱　黄木通一钱　净车前二钱　软柴胡一钱　全当归一钱半　甘草梢一钱　建泽泻二钱　粉萆薢一钱半　黑丑子一钱半　台乌药一钱　西洋参八分

　　评议：本例系淋证与白浊交相为患，从案中"精隧与水道多生浊垢"可知。其病因乃肝经相火偏亢，湿热流注下焦所为，故

用龙胆泻肝汤泻相火，利湿热为治。

曹　酒湿伤于肺家，清肃之令不行，火化专权，热侵阳络，引动冲脉上升，故嗽而见血矣。脉见短涩，舌苔深黄，治宜清金化湿，佐以止血消痰。

海南参三钱　苦杏仁一钱半　白茯苓三钱　川贝母一钱半　瓜蒌皮一钱半　广橘络一钱　川藕节三钱　鸡距子二钱　箄竹茹一丸　西紫苑一钱

评议：戴思恭《证治要诀》谓："热壅于肺能嗽血，火嗽损肺亦能嗽血。"本例因火热壅郁肺金，肺络损伤而致嗽血，其病因与戴氏所说正合。《医旨绪余》尝云："咳血多是火郁肺中，治宜清肺降火，开郁消痰，咳止而血亦止也。不可纯用血药，使气滞痰塞而郁不开，咳既不止，血安止哉。"试观本例用药以清金化湿、消痰止咳为主，不专事止血，诚属对证之治。方中鸡距子（鸡根子），为解酒毒而设。笔者以为，咳血方（青黛、瓜蒌仁、诃子、海粉、山栀）亦可随证佐入，以增强疗效。

李　诊脉浮短，舌苔燥白，风温伤于手太阴经。气不化津，渴饮而多痰。营不和卫，发热而恶寒。遵《内经》风淫于内，治以辛凉，佐以苦甘法。

苏薄荷八分　北桔梗八分　牛蒡子一钱半　淡豆豉二钱　荆芥穗八分　苦杏仁一钱　连翘壳二钱　淡竹叶一钱半　瓜蒌皮一钱半　箄竹茹一丸

又　舌苔黄，脉洪数，累及阳明燥金，口渴身热未除，痰嗽仍然。再清阳明表里，以润肺化痰佐之。

粉葛根一钱半　瓜蒌皮一钱半　连翘壳一钱半　大力子一钱半　亳花粉一钱半　箄竹茹一钱半　淡竹叶一钱半　川贝母一钱半　川石

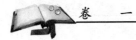

斛二钱　川通草八分　川朴花八分

评议：初诊邪在肺卫，遵叶天士"在卫汗之可也"之旨，采用《温病条辨》辛凉平剂银翘散加减；复诊舌黄，脉洪数，乃温邪累及阳明气分，出现卫气同病之证，然热炽未剧，邪尚轻浅，津虽伤而未甚，故仍以轻清凉解为主，兼以甘寒生津，清润肺胃，而未遽用白虎之辛凉重剂，遣药轻灵可喜，体现温病学派用药之特色，足资师法。

盛　右关脉浮数，舌苔微白，风温夹湿，伤于手足太阴。肺气上郁则咳嗽，脾湿下流则便溏，兼之阳气独发，热而无寒。治以辛凉解表兼利气，佐以淡渗清热而和脾。

连翘壳一钱　淡豆豉一钱　荆芥穗八分　苦杏仁一钱　鼠粘子一钱　苏薄荷八分　北桔梗八分　淡竹叶八分　生谷芽二钱　赤茯苓二钱　紫川朴八分　川通草八分

评议：风温夹湿，伤于手足太阴，方用银翘散加减以辛凉解表，此即吴鞠通"治上焦如羽，非轻不举"之谓；赤苓、通草淡渗利湿，所谓"治湿不利小便非其治也"；复加川朴通畅气机，寓"气化则湿化"之意。堪称法合方妥药当，值得借鉴。

叶　脉象右手关尺弦细，舌苔白滑。原属脾肾二经感受寒湿，以致营卫不和，阴阳相搏。阴胜则恶寒，阳胜则发热。仿吴氏法，病在少阴，治在太阳；病在太阴，治在阳明。以桂枝汤合平胃散加味治之。

川桂枝一钱半　南京术一钱半　广陈皮一钱　生谷芽二钱　炒白芍一钱半　紫川朴八分　炙甘草八分　赤茯苓二钱　生米仁三钱　老生姜三片　大红枣三枚

评议：本例用《伤寒论》桂枝汤调和营卫，用《和剂局方》

平胃散运脾燥湿，说明经方与时方未可截然分割，临证可熔于一炉，相互为用。案中所谓"病在少阴，治在太阳；病在太阴，治在阳明"，是"脏病治腑"理论在临床上的具体应用。

陈　崩漏延久，阴气必伤，奇脉空虚，约制无权。若投以桂附刚燥，反恐重劫真阴，即施以归地阴柔，又虑碍妨脾胃，偏寒偏热之治，究非所宜，必引之、收之、固之，如是方为合法。

别直参一钱　鹿角霜四钱　沙蒺藜三钱　炒杞子一钱半　白茯苓二钱　桑螵蛸二钱　炙甘草一钱　炒小茴一钱半　紫石英三钱　禹余粮三钱

评议：本例崩漏谅由气虚肾衰，冲任不固所致。久崩不止，气阴势必大伤，奇经空虚，约制无权。当此之时，若用桂附刚燥，恐重劫其阴；施以归地阴柔，又虑碍脾。故投人参、茯苓补气摄血；鹿角霜、沙蒺藜、杞子、紫石英温补冲任；禹余粮、桑螵蛸收敛固涩，此即"引之、收之，固之"之意。阮氏临证深思熟虑，用药反复斟酌，于此可见一斑。

余　素多痰嗽，内脏空虚。现受风邪湿食，伤于手足太阴，营卫不和，寒热往来，治节不行，饮停而多嗽，运化失常，食积而生痰，于是饮邪引动冲气上逆，扰乱太虚，神气不清，时常谵语，喘急难安。诊其脉象，左右寸关浮滑，两尺浮而弦长，舌苔灰色。遵《内经》风淫于内，治以辛凉，佐以苦甘，兼润肺化痰，调中利湿法。

苏荷梗八分　苦杏仁一钱半　牛蒡子一钱半　生谷芽一钱半　篁竹茹一丸　川贝母一钱半　浮海石三钱　白茯苓三钱　瓜蒌皮一钱半　水法夏一钱半　广橘络一钱　炙甘草八分

评议：患者"素多痰嗽"，痰饮宿恙无疑，近因伤于风邪湿

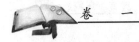

食，引动饮邪，致冲气上逆，扰乱神明，故出现谵语、喘急难安等危重证候。阮氏根据"急则治其标"的原则，先予清解风热，理肺化痰，调中利湿，俾新邪得祛，急症得除，再商图本之治，未为晚也。

戴　寒湿郁结三焦，阻滞气机，以致营卫不和，微寒微热，咳嗽稀痰，腹中疼痛，脉形沉细弦紧，舌苔白滑。拟用散寒祛湿，佐以理气化痰。

制绍朴八分　白茯苓二钱　陈橘红八分　苦杏仁一钱　紫苏梗八分　水法夏一钱半　水炙草六分　小青皮一钱　生香附一钱半　广郁金一钱半　北细辛八分

评议：本例的病因病机是"寒湿郁结三焦，阻滞气机，以致营卫不和"。方中二陈汤功擅理气化痰；川朴运中燥湿；苏梗、香附、陈皮、甘草为香苏散，主治外感风寒，内有气滞之证。诸药配合，共成散寒祛湿，理气化痰之剂，可谓理法方药合拍，奏效可期。

李　脉象寸关微弦，两尺细弱。产后积瘀，感冒风寒，营卫不和，时常怕寒发热，中气素虚，舌中溜苔，兼之阴燥津伤，多饮少食。

泽兰叶一钱半　紫丹参一钱半　嫩苏梗八分　湖丹皮一钱半　炒荆芥八分　广郁金八分　苦杏仁一钱半　生香附一钱半　西黄草三钱　炙甘草八分

评议：方以泽兰、丹参、丹皮活血祛瘀为主，宜于产后瘀血积滞；复以苏梗、荆芥、杏仁解散风寒，确是抓住了病理症结所在。这里值得强调指出的是，"瘀血"与产后病的发病有较大关系，常与外邪侵入提供有利条件，以致内外合邪，搏结为患，本案即是其例。《傅青主女科》在论述产后腹痛时指出："先问有块无块"；又在《产后总论》中强调"大抵新产后，先问恶寒如何"。傅氏谆谆告诫，对产后病的诊治很有指导意义，值得深思。

叶　左右关尺，濡弱涩滞，舌苔白兼浮黄，此系中下二焦受病。盖肾火衰微，脾阳虚弱，湿食停滞，致营卫不和，故有寒热之症耳。

水法夏一钱半　广陈皮一钱　紫绍朴八分　炒谷芽二钱　南京术一钱半　白茯苓二钱　白蔻仁八分　炙甘草八分　酒白芍一钱半川桂枝一钱半　淡附片八分　老生姜三片　大红枣三枚

评议：本例以舌脉为据，辨识为脾肾阳虚，湿食停滞而致营卫不和，故方用二陈汤、平胃散、桂枝汤合化，复加附片温肾暖脾，乃标本兼治之法，于此亦可窥得阮氏临证善于融汇经方时方而无门户之见。

陈　《经》云：八脉丽于肝肾。产后肝肾空虚，八脉失其调养，以致小腹疼痛，牵引胸胁及背。前经服药诸症虽平，乃真元未复，今因饮食不节，而胸背复痛矣。

全当归一钱半　紫瑶桂八分　紫沉香八分　元胡索一钱半　酒白芍一钱半　炙甘草六分　玫瑰花八朵　川楝子一钱半　川郁金一钱半　紫石英三钱

又　前方虽效，但未全会愈，再拟加味丹参饮，稍更前法，可望向安耳。

紫丹参二钱　广砂仁八分　玫瑰花七朵　萝卜络一钱　老檀香八分　广郁金一钱　生香附一钱　广橘络一钱　紫沉香八分

评议：八脉者，即冲、任、督、带、阴跷、阳跷、阴维、阳维，是十二经脉以外的八条经脉，习称"奇经八脉"是也。八脉

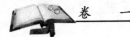

与肝肾的关系极为密切，案中"八脉丽于肝肾"，此之谓也。本案病情可作先后两层解，一是"产后腹痛牵及胸背，"是由于产后肝肾空虚，八脉尤其是冲任失养所致，经治后"诸症虽平，真元未复"；继则又因饮食不节，致旧病复作，当以"食复"视之。观其处方用药，既以瑶桂、沉香、紫石英温暖肾阳，又以当归、白芍补养营血，复用玫瑰、川楝子、郁金理气止痛，实为标本兼治之法。惟方中未用谷麦芽、鸡内金、山楂等消食之品，有虑此类药物有断乳之弊，于哺育不利故也。

戴　内伤湿食，外感风寒。前医表散消利太过，有伤真元，引动冲气上逆，兼之阴液虚燥，上不纳食，下不敛气，故胃脘噎塞，小腹悸动。拟用金匮肾气丸变法治之。

大蒸地四钱　山萸肉一钱半　湖丹皮一钱半　淡附片一钱半　淮山药三钱　白茯苓三钱　建泽泻二钱　紫瑶桂一钱，冲　怀牛膝三钱，盐水炒　净车前一钱半

评议：本例胃脘噎塞，小腹动悸，缘因真元受伤，冲气上逆所致，其病根在于肾虚，故方用肾气丸化裁，意在温补元阳，摄纳肾气。此等用药，看似与病不甚贴切，实则抓住根本而治，值得玩味。

林　真阴素亏，现受温邪，最易伤阴，未免阴液虚而尤虚，是以身热口干，唇焦齿燥，大便闭结，烦躁不宁。兼之金受火刑，液结成痰而咳嗽。治宜滋阴清热，斯为合法。

黑元参二钱　鲜生地三钱　霜桑叶一卷　京杏仁二钱　大麦冬二钱　杭菊花一钱半　连翘壳二钱　川贝母一钱半　淡竹叶一钱半　瓜蒌皮一钱半　篁竹茹一丸

评议：吴鞠通《温病条辨》尝谓："本论始终以救阴精为

主"，道出了救阴养液在温病治疗上的极端重要性。患者系阴虚之体而感受温邪，症见身热口干，唇焦齿燥，便秘咳嗽，其津液耗伤已著，所幸邪尚在肺胃，故方用甘寒养阴之增液汤合清热化痰之桑菊饮化裁，洵为合法。

杜　六脉弦滑，舌苔燥白。兹因内蕴暑湿，外感风寒，以致肺不清肃，胎气上逆，时常咳嗽难安；脾不运化，清浊混淆，每多渴饮生痰。治宜疏肺降气，调中化湿，佐以清热安胎。

鲜苏梗一钱半　瓜蒌皮一钱半　南京术一钱半　川朴花二钱　光杏仁三钱　篂竹茹一丸　连皮苓三钱　广橘络一钱　鲜金钗三钱淡黄芩一钱半　广砂仁八分　炙甘草八分

评议：妊娠因暑湿内蕴，复感风寒，致肺不清肃，脾湿生痰而引起咳嗽，其病当属"子嗽"。观其治法，肺脾两调，兼顾护胎。前贤有云："胎前宜凉"，方中黄芩，白术功擅清热安胎，被朱丹溪誉为安胎圣药，后世多宗之。

冯　风寒感触伏暑，表里受邪，内外致病，三焦枢转不灵，清浊混淆，上蔽君阳，则神昏谵语，下阻气化，则二便不通，外致营卫不和，则怕寒发热，拟用辛凉发表，佐以清热解暑。

苏薄荷八分　牛蒡子一钱半　淡豆豉一钱半　北桔梗八分　荆芥穗八分　连翘壳一钱半　生山栀一钱半　广郁金八分　水佩兰八分广藿香八分

评议：伏暑，又称"晚发"，是属于伏气温病范畴。其病是由长夏感受暑湿，邪伏体内，至秋后多由外感新邪引动伏气而发病者。本例因风寒感触伏暑，表里受邪，内外俱病。图治之法，一般先当解散表邪，疏通腠理，俾伏邪外达，其病易解。阮氏方用薄荷、荆芥、豆豉、桔梗、牛蒡解散外邪，配山栀、连翘清泄

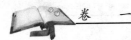
里热，复入藿香、佩兰芳香化湿，又善宣透。又栀子豉汤（山栀、豆豉）透表清里并施，治伏气温病恒多取用。患者虽见神昏谵语，阮氏仍用轻灵之药，诚合王孟英"轻药能愈重病"者也。

林　时值初春，厥阴司令。兹因脾肺虚寒，肝气横逆，右脐旁每致触动，痛苦异常，牵引腰背亦酸木胀痛。诊脉右迟弱，左弦长。理宜补土生金以制木。

东洋参一钱半　炒白术二钱　川桂枝一钱半　川椒肉一钱半，炒　白茯苓三钱　酒白芍三钱　炙甘草八分　淡吴萸八分，泡　炮老姜一钱半　紫沉香八分　大红枣三枚　饴糖冲服

评议：肺脾虚寒，肝气横逆而致脐腹剧痛，故以培土生金抑木为治，方用仲景大建中汤、小建中汤、吴茱萸汤合化，意在温补脾胃，培土生金，俾金能制木，肝气犯胃，得以制约，如是则腹痛自止。本例运用五行生克理论指导临床治疗，读后颇有启发，同时阮氏娴熟应用经方的经验，亦给我们留下深刻的印象。

杨　右脉寸尺细弱，关部坚强，左手浮洪。原属水亏火不内藏，金衰木无所制，土虽旺但嫌肝阳克伐太过，水谷之精微化为秽浊而下流，甚则壅塞溺窍，则小便不通矣。治宜调养中州，补益真元，佐以化浊分清立法。

西潞党三钱　白苓片三钱　水法夏一钱　生苡仁三钱　生白术二钱　当归身一钱半　远志筒一钱半　川萆薢二钱　炙甘草一钱　大蒸地四钱　益智仁一钱半　台乌药一钱

评议：以方测证，本例当属淋浊之证。其病因病机的关键是脾虚水谷精微化为秽浊流注下焦，壅塞尿道而见小便淋涩。案中虽未提及尿液状况，当属混浊不清，故方用党参、茯苓、白术、半夏、甘草补脾益气，配合萆薢分清饮分清别浊；复加熟地、当

归是为水亏火亢而设。

缪　诊脉右三部浮而短滑，左寸尺虚弱，关部浮缓。此系酒湿伤于肺家，累及肠胃。盖清肃不行，气多上逆而咳嗽；运化失常，饮食停滞而生痰；传导失职，阴络受伤，大便涩滞而下血。况年越五旬，病经两载，脏腑空虚，气血衰微，筋骨失其调养，关节亦不流通，以致措持无力，步履维艰。治宜补土生金，佐以理气化痰，兼养血法。

东洋参一钱半　白茯苓二钱　广木香八分　广陈皮一钱　炒处术二钱　炙甘草一钱　春砂仁八分　水法夏一钱半　全当归二钱　酒贡芍二钱　川桂枝一钱　老生姜三片　大红枣三枚

评议：年逾五旬，病经两载，脏腑空虚，气血衰微是患者的体质状况。其病变的重点在于脾肺两脏，脾脏尤为重中之重，因脾主运化，脾虚则运化失常，湿食停滞而生痰，上贮于肺，肺失清肃之职，咳嗽是由作矣。其他诸症，亦与脾虚不无关系。故方用六君子汤健脾助运以杜生痰之源，妙在合桂枝汤，"外证得之为解肌和营卫；内证得之为化气调阴阳。"本案经方时方有机地熔于一炉，非熟谙经典，久经临床者不办。

蔡　脉数阴伤，已现虚劳之候，骨瘘肉瘦，谅非松柏之姿。先天既弱而水虚，壮火复炽而金伤；木无涵养，气逆痰升而咳嗽；土德衰微，饮食虽进而无几。症具如前，药当滋水涵木，方呈于后，理宜补土生金。倘有松机，后容再酌，若无奏效，另请高明。

飞子术一钱半　白茯苓二钱　大麦冬二钱　生白芍二钱　西洋参一钱半　炙甘草一钱　阿胶珠二钱　生龟板六钱　京杏仁二钱　川贝母一钱半　暹毛燕三钱　淡菜七个

评议：痨瘵之病，多由肾阴亏损，虚火上刑肺金所致，古称"十痨九死"，说明预后恶劣。究其治法，一般多用滋阴潜阳，润肺止咳之剂，本案即是其例。这里值得一提的是，因脾为气血生化之源，后天之本，因此治疗痨瘵，补益脾胃亦为重要一环，乃取"培土生金"之意，故方中白术、茯苓，即据此而施。

李　身热咳嗽，痰中见血，口渴神昏谵语，手足稍有蠕动，脉洪数，舌苔黄燥。此系温邪内陷，郁而化火，其火未有不刑金者，是以金水受伤，乃肝风易动，将来恐有痉厥之虞。药非清火平肝，养液化痰不可。

滑羚羊五分　青连翘三钱　鲜竹茹一丸　鲜芦根三钱，去节　钩藤钩一钱半　淡竹叶一钱半　鲜杷叶一幅，去净毛　鲜茅根六钱　川贝母一钱半　鲜石蒲八分

又方：

川贝母一钱半　羚羊片五分　连翘壳二钱　钩藤钩一钱半　篁竹茹一钱半　淡竹叶一钱半　广郁金八分　天花粉二钱　鲜芦根三钱　牛黄丸一颗磨冲

又方：

京杏仁二钱　篁竹茹一丸　丝瓜络二寸　瓜蒌皮一钱半　川贝母一钱　枇杷叶一钱半　广橘络八分　桑白皮一钱半　佛手花八分　川通草八分

评议：温邪由气分传入心营，胞络受扰，肝风欲动，病情非轻。叶天士谓："入营犹可透热转气"。故治宗叶法，方以连翘、芦根、竹叶轻清透邪；羚羊、钩藤、竹茹、川贝乃《通俗伤寒论》羚羊钩藤汤化裁，功能平肝息风、清热止痉；茅根凉血止血；菖蒲开窍醒神。二诊加牛黄丸以增强清心开窍之功。观其处

方用药，继承了温病学派以"轻灵取胜"的特点。

金　左脉数而弦滑，右脉数而涩滞，重按空散无神，舌苔干绛。原系虚劳见症，金水衰微，木火无制，土德不灵，生化无权，是以饮食减少，骨蒸潮热，痰嗽夹血，种种险症，非易治也。勉拟补土生金，滋水涵木，若有松机，续后再商。

西洋参一钱半　白茯苓二钱　仙制夏一钱半　生白芍三钱　飞子术一钱半　青盐皮八分　生米仁三钱　阿胶珠三钱　京杏仁三钱　川藕节三钱　炙甘草一钱　川贝母一钱半

评议：虚痨之病，多系阴虚火旺，金水衰微所致，故古人多以滋阴潜阳，清金保肺为治，如百合固金汤之类。这里尤值得指出的是，因脾胃为后天之本，气血生化之源，是以前人治疗肺痨，也十分重视培补脾胃，特别是对饮食减少、大便不实者，更是如斯。本例即以四君子汤合润肺化痰之品，意在"培土生金"，颇为合辙，但此等病证，在当时的医疗条件下，欲收全功，殊非易事。

王　暑热内伏，风寒外束，皮毛闭塞，腠理不通，以致内暑发越，而外寒相搏，故有发热恶寒之症耳。先用清凉解表，续后以清内热。

苏薄荷八分　北桔梗八分　淡豆豉一钱半　连翘壳一钱半　荆芥穗八分　大力子一钱半　府杏仁一钱半　淡竹叶八分　金银花一钱半　水佩兰一钱半

又方　表解寒除，但身热未退，想其阴气素亏，况暑邪亦复伤阴，致肺气不化，胃液不升。故舌苔黄燥，唇齿干焦，心神烦躁。拟用甘寒养阴，佐以清热解暑。

鲜荷叶一角　鲜石斛二钱　粉葛根一钱半　连翘壳二钱　鲜芦

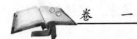

根三钱，去节　扁豆衣二钱　亳花粉二钱　淡竹叶一钱半　水佩兰一钱　川通草八分

又　舌苔稍润，心神稍安，但身热依然，仍照前方略为加减。

鲜石斛三钱　鲜芦根三钱　连翘壳二钱　水佩兰一钱半　鲜荷叶一角　鲜梨皮三钱　淡竹叶一钱半　川通草八分　冬瓜仁一钱半　扁豆花一掬　糯稻根一握

又　昨被他医药误，病状更深一层。

金银花二钱　扁豆花一掬　鲜荷叶一角　鲜芦根三钱　鲜石斛二钱　广藿香八分　水佩兰八分　川通草八分　连翘壳二钱　白雷丸八分　淡竹叶一钱半　紫雪丹一分

又　便结腹痛。

藿香梗一钱　瓜蒌仁二钱　黑元参二钱　鲜芦根三钱　冬瓜仁二钱　京杏仁二钱　大麦冬二钱　鲜荷叶一角　油木香六分

又　舌苔焦燥。

细生地四钱　大麦冬三钱　鲜芦根四钱　金银花三钱　黑元参三钱　鲜石斛三钱　鲜荷叶一角　扁豆花一掬　连翘壳二钱　淡竹叶一钱半　广木香三分

又　病已轻松。

北沙参二钱　京元参二钱　白茯神二钱　酸枣仁二钱　大麦冬二钱　细生地三钱　远志筒一钱　炙甘草六分　广木香三分

又　较前颇愈。

西洋参一钱　白茯神二钱　酸枣仁二钱　淮山药二钱　生处术一钱　远志筒一钱　扁豆仁三钱　薏苡仁三钱　辰砂冬二钱　炙甘草八分

又　可称痊安。

西洋参一钱　生白术一钱半　广木香三分　大麦冬二钱　白茯神二钱　白归身一钱　春砂仁三分，研冲　京杏仁二钱　佛手柑八分　生谷芽一钱半　生米仁三钱

又　宜投纯补。

西洋参一钱半　白茯神二钱　白归身一钱　红枣杞二钱　生处术一钱半　淮山药三钱　炒白芍二钱　淡苁蓉一钱　炙甘草八分　广木香六分

评议： 本例系伏气温病中的"伏暑"，又称"晚发"。盖伏温当以里热透达于外，才可获愈。鉴此，阮氏先予银翘散化裁清解表邪，俾皮毛松达，腠理疏通，里热方能透泄，其病易解也。先后数诊，因暑热伤阴为主要病机，故遵温病学家"留得一分津液便有一分生机"之训，以生津养液为主要治法，最后以滋补脾胃收功。

叶　《经》云：八脉丽于肝肾，兹因胎产受病，肝肾空虚，八脉有损。诊得脉象细弱，两尺空浮，可知血衰而气无所归，是故肾不纳气，脾不运气，肺不化气。病在三阴，所以浮肿起于下部，以及中上，复加喘嗽痰凝，则时刻难安矣。仿金匮肾气丸治法。

大蒸地六钱　山萸肉二钱　湖丹皮二钱　净车前一钱半　淮山药三钱　白茯苓三钱　建泽泻二钱　淮牛膝三钱　紫瑶桂八分　淡附片八分

评议： 本病得之胎产后，且脉来细弱，两尺空浮，其肝肾空虚，八脉有损可知。其症喘嗽痰涎，浮肿由下延及中上，三焦交病明矣。病机虽关乎肾不纳气，脾不运气，肺不化气，但病根总

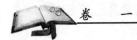
责之于肾，因元阴元阳之气概出于肾故也。方用金匮肾气丸与济生肾气丸合参，洵为抓住根蒂的治本之法。

曹　产后血海空虚，冲气妄行，上逆则心神烦躁，胸胁刺痛；下注则少腹绞痛，血水淋漓；兼之命火衰微，中阳不运，饮停心下而悸动，甚则呕吐清水。舌苔白滑，脉来弦紧。拟用温肾化湿，佐以养血和肝。

紫石英三钱　淡吴萸六分　川桂枝六分　炒潞术一钱半　白茯苓二钱　酒白芍一钱半　炒艾叶六分　炙甘草六分　紫瑶桂六分　白归身一钱半

评议：方中紫石英、吴萸、瑶桂温肾暖宫，平冲降逆；白芍、归身充养血海；艾叶温经止血，是为血海空虚，冲气妄行所致的心神烦躁、少腹绞痛、血水淋漓而设；又桂枝、茯苓、白术、甘草即《金匮要略》"病痰饮者当以温药和之"的代表方苓桂术甘汤，是为兼证饮停心下而悸动，甚则呕吐清水而设。用药丝丝入扣，不愧是经验丰富的临床老手。

阮　素多胎产，八脉内损，所以脉弱经停，火土衰微，寒湿蕴盛，舌泛白苔。外致卫阳不和，巳刻每觉恶寒；内致秽浊下行，阴道曾流白带；兼之化物失职，大便每多溏薄。理宜温补脾肾，佐以调中化湿。

高丽参一钱　白茯苓二钱　广木香八分　淡附片一钱　炒潞术一钱半　炙甘草八分　益智仁一钱半，研　毛角片一钱　炒白芍一钱半　川桂枝八分　广陈皮一钱　水法夏一钱半

评议：火土衰微，寒湿壅盛而致带下、便溏，补火生土、调中化湿确是对证之治。方用六君子汤健脾益胃，复加附片、鹿角温补命火。又用桂枝、白芍者，意在调和营卫，以其卫阳不和，

每觉恶寒故也。

阮 暑温传遍三焦，蕴热太甚，六脉洪数，舌苔焦黑，唇干齿燥，神昏谵语，便秘尿赤，身热燎人，大渴引饮，种种险症，非易治也。幸得前医心灵手巧，对症用药，屡治屡效，至今寒凉已却，热邪逐渐消磨。调补既添，元气亦将复旧，但脉象稍数，舌苔未复，手足心暂灼。肺家阴虚，气不清肃，有时咳嗽微痰；肠间液燥，传导失常，暂觉便时腹痛；血室精虚，液不上潮，黎明睡醒喉干。今承委治，仍照略更前法，清金养液，佐以滋水调元。

京杏仁三钱　北沙参三钱　阿胶珠二钱　淡苁蓉一钱半　川贝母一钱半　大麦冬二钱　红枣杞一钱半　柏子霜一钱半　远志筒一钱　炙甘草八分　广木香三分

又 腹痛喉燥安然，但咳嗽等症未平，仍照前方略为加减。

北条参三钱　京杏仁二钱　驴胶珠二钱　红枣杞二钱　大麦冬二钱　川贝母一钱半　远志筒一钱　淡苁蓉一钱半　佛手花八分　款冬花一钱半　广木香三分　炙甘草八分

又 咳嗽稍愈，精神稍健，脉象稍见和平。但大便略溏，亦是无碍，药亦加减无多。

海南参三钱　京杏仁二钱　淡苁蓉一钱半　广橘络八分　大麦冬二钱　阿胶珠二钱　川贝母一钱半　广木香六分　远志筒一钱　甘杞子一钱半　炙甘草八分

又 痰嗽颇愈，身体颇健，大能坐立行动。拟用补阴和阳，以冀全功耳。

西洋参一钱半　甘枣王二钱　叭杏仁二钱　淡苁蓉二钱　生白芍二钱　黑驴胶二钱蛤粉炒珠　真川贝一钱半　远志筒一钱　广橘络

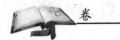

八分　广木香三分

又　舌苔复元，咳嗽清楚，手足心不热，饮食起居如常。再进大补气血数剂，俾八脉调和，则天癸亦可应期而至矣。

别直参一钱半　生白芍三钱　大生地六钱　正枣王三钱　生处术一钱半　白归身一钱半　阿胶珠三钱　淡苁蓉二钱　远志筒一钱半广木香六分　炙甘草一钱

评议：暑温重证，经治后邪热退舍，险象已除，惟见咳嗽微痰，便时腹痛，睡醒喉干，乃余邪未净，阴伤未复之象，故以清金养液，滋水调元为法，旨在扶正祛邪，消除遗患。末诊转用温补气血，为善后之治。

李　脉见弦滑，系痰饮之症也。夫痰饮之源，本属乎水，三焦为决渎之官，水道出焉。今三焦感受寒邪，决渎失职，水道痞塞，聚成痰饮，种种见症多端。盖外阻经络，则身体拘急疼痛；营卫不和，怕寒发热；内蔽君阳，胸间觉见冷气；水凌火位，瘤时蓦然悸动；中阳被困，饮食无味；升而上逆，呕吐涎沫，皆是水气扰动所致。拟用小青龙蠲除痰饮，宣通阳气，恐动阳明燥热，故以石膏佐之。

生麻黄一钱　水法夏一钱半　酒白芍一钱半　老干姜八分　北细辛八分　川桂枝一钱半　水炙草八分　北五味八分　白茯苓一钱半生石膏一钱半

评议：外有风寒，内有痰饮，这是小青龙汤证的病理症结所在。本例见症多端，约言之，当属"外寒内饮"之证，小青龙汤外解风寒，内蠲痰饮，投之正合，惟恐痰郁化热，故加石膏清热佐之，此即小青龙加石膏汤也。

屈　脉象模糊，舌苔厚腻，系寒暑湿三气合病。三焦阻滞，经络不和，以致身体沉重，手足动摇，午后微寒微热。上则头目眩晕，下则小水短黄，胃液不升则口渴，浊邪上干则胸痞。治宜解暑利湿，佐以表寒通络。

　　荷叶边一角　淡芦根二钱　粉葛根一钱　钩藤钩一钱　水佩兰一钱半　川通草八分　家苏叶一钱　明天麻一钱　丝瓜络二寸　川朴花一钱　生苡仁三钱

　　评议：寒暑湿三气合病，阻滞三焦，故方以荷叶、葛根、苏叶、丝瓜络解散表邪；佩兰、朴花运中化湿；芦根、通草、米仁淡渗利湿，所谓"治湿不利小便非其治也"。用天麻、钩藤、丝瓜络者，取其息风通络，为手足动摇而设。用药轻清灵动，深得王孟英"重病有轻取之法"和周光远"药贵对病，虽平淡之品，亦有奇功"之谓。

　　陈　据述前病甚危险，幸得前医心灵手巧，对症用药，虽重而转轻矣。今诊右脉浮弱，左脉浮大坚强，舌苔厚腻，略兼黄燥，或时有痰，稍觉昏晕，头项强痛，手足亦然，白睛红而身稍热。原属湿扰中阳，风生经络，未免土弱而木强矣。治宜调中化湿，平肝祛风，佐以舒筋化痰，列方于下。

　　杭菊花一钱半　石决明六钱　双钩丁一钱半　连皮苓二钱　明天麻一钱半　丝瓜络一钱半　川贝母一钱半　白蔻花一钱　生谷芽二钱　淡芦根二钱　川通草一钱　鲜桑叶五幅

　　评议："土弱而木强"，是指脾失健而肝横逆。脾失健则痰湿内生而见舌苔厚腻，时有痰嗽；肝横逆则风木升动而见昏晕，头项强痛，白睛红。故以调中化湿，平肝祛风为法，裁方用药能紧扣病机，奏效可期。

　　胡　六脉数而浮大，舌苔厚腻微黄，心惊胆怯，似乎出痘情

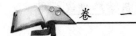
形。想其外感风寒，内伤湿食，是以身体发热，而后恶寒，大便微薄，口干烦躁，稍兼痰嗽，邪阻表里，其痘难出。先拟双解，续后再商。

牛蒡子一钱半　苏薄荷八分　淡豆豉一钱半　苦杏仁一钱半　荆芥穗八分　连翘壳一钱半　淡竹叶八分　北桔梗八分　生谷芽二钱　连皮苓二钱　川朴花八分

评议：痘，又称痘疮，即天花。痘疮欲出未出之际，贵乎表里通达，则痘易透发。本例邪阻表里，其痘难出，治当表里双解，以疏通气机，否则痘隐而变证丛生。方用银翘散外解表邪，复加谷芽、连皮苓、朴花内化湿食，俾内外之邪俱解，气机无阻滞之累，则痘疮自透矣。

孙　风寒感动伏暑，肺气郁而身热，湿热结成痰火。俾土金受病，上致咳嗽渴饮，下致大便泄泻。脉浮洪滑，舌苔黄燥。理宜清热利湿，化痰止嗽，斯为合法。

连翘壳二钱　苏薄荷八分　苦杏仁一钱半　枇杷叶二钱　连皮苓二钱　川佩兰八分　川贝母八分　篁竹茹一丸　扁豆衣二钱　川通草八分

评议：这也是由新感引发的伏气温病（伏暑），阮氏着力于疏散外邪，兼以化痰利湿，以冀伏气透泄，病易解也。鄙意方中宜加六一散以清利暑湿。

何　诊脉两寸微弱，关尺弦滑，舌苔白滑。此系湿困中宫，脾阳不运，水谷之精微蕴结而为痰。兼有梦遗之症，肾阳衰惫，邪水横行，上凌火位则惊悸，蒙闭清阳则眩晕，下阻气化则小便短黄，外停经络则四肢酸倦。总是火土衰微，水木相侮，拟用调中化湿，佐以温补通阳。

白茯苓三钱　生白术二钱　水法夏一钱半　别直参八分　川桂枝八分　炙甘草八分　广陈皮一钱　淡附片八分　紫瑶桂六分　明天麻八分　薏苡仁三钱

又　服前药稍觉见效，但痰饮未得清楚，而真元不能复旧。再拟温补调元，兼化痰逐饮法。

高丽参一钱　白茯苓二钱　广陈皮一钱　淡附片六分　晒冬术二钱　炙甘草八分　水法夏一钱　油瑶桂六分　明天麻一钱　薏苡仁三钱　远志筒一钱　大麦冬一钱半

评议：本例为痰饮之证，是由脾肾阳虚所致。痰饮上攻下扰，走窜经络，是以出现惊悸、眩晕、尿短、四肢酸倦等症状，其舌苔白滑，更是寒痰冷饮的明征。方用《金匮要略》苓桂术甘汤合《和剂局方》二陈汤，复加附片、肉桂以温阳蠲饮，堪称法合药当。天麻有定眩作用，故亦佐之。

林　脉象洪数，舌苔黄燥。症由烦冗曲运，耗及木火之营，肝脏厥阳渐化火风而上灼；多劳遇欲，伤及天一之真阳，浮引阴血从浊道而上溢。治宜滋阴降火，佐以清热和营。

黑元参三钱　怀生地六钱　紫丹参三钱　京杏仁三钱　辰砂冬三钱　白茯神三钱　广郁金一钱半　川贝母一钱半　川藕节三钱　怀牛膝三钱　玫瑰花五朵　石决明六钱

又　前药虽效，但肾精肝血，未曾复旧，将来恐有后患。《经》云：精血不足者，补之以味。再用质静填补，重着归下，以冀全功耳。

西洋参一钱半　紫河车三钱　潼蒺藜三钱　北五味八分　大蒸地四钱　白茯神三钱　甘杞子三钱　紫石英三钱　京杏仁二钱　川贝母一钱半　驴胶珠二钱

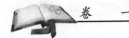

评议：案中只言病机，少述证候。以方测证，当有心烦，郁怒，不寐，咳血，眩晕等症。方中怀牛膝能引火导血下行，用得极是。复诊遵《内经》"精不足者补之以味"，投血肉有情之品滋填肾精，亦颇合辙。

王　风邪感发伏暑，皮毛闭塞，卫阳郁而身热，清气蒙闭，窜则神昏谵语。脉象涩滞，舌苔白滑。拟用辛凉透解法。

苏薄荷八分　川佩兰八分　北桔梗八分　广郁金八分　连翘壳一钱　山栀壳八分　白蔻壳八分　川通草六分　淡竹叶八分

评议：新感触发伏气，其病机往往表邪阻遏，皮毛闭塞，以致伏邪不得宣透。此时，当以疏散外邪为急务，俾表邪得解，内外通达，则伏邪易于透泄，病情方能转机。本例宗此而治，无可厚非。

柯　脉象洪数，舌苔焦黄。自述每多梦遗，可知真阴虚弱，龙火升腾，以致热伤阳络，故血从浊道而上溢，药宜清降主治。

苦杏仁三钱　细生地六钱　紫丹参三钱　山栀炭三钱　川贝母一钱半　白茯神三钱　广郁金一钱半　川藕节三钱　丝瓜络一钱半　鲜石斛三钱　紫石英三钱　生石决六钱

评议：阴虚阳亢，木火刑金，阳络损伤所致的咳血、咯血，未可见血一味止血，当以滋阴降火为主。方中生地、石斛滋阴养液；山栀、石决明清降木火；杏仁、川贝润肺止咳；山栀炭、藕节凉血止血；妙在用丹参、郁金、丝瓜络活血通络，以防血止而瘀留为害，缪仲淳"宜行血不宜止血"，即寓此意；茯神、紫石英镇心宁神，摄纳肾精，为梦遗而设。处方用药颇具功思，值得效法。鄙意黛蛤散（青黛、蛤壳）似可加入。

蔡　胎前伏暑，续后受寒，寒暑相搏，以致小产。八脉暴然空虚，邪气乘虚内陷，下元不固，经血时常遗漏，乃下病累及乎中上，肺伤则多嗽，胃困则减食，外致营卫不和，而寒热往来。诊脉数滞，舌苔白滑。先拟理治三焦，调和营卫，续后再商。

苦杏仁一钱半　泽兰叶八分　藿香梗八分　全当归一钱半　紫苏梗八分　佩兰叶八分　南京术一钱　酒白芍一钱半　软柴胡八分，鳖血炒　川通草八分　川桂枝八分　炙甘草八分　老生姜三片　大红枣三枚

评议：本病缘由寒暑相搏而致小产，其八脉受损，血室空虚在所难免，遂令产后经漏不止。下病波及中上，引起肺伤则多嗽，胃困则减食，更致营卫不和而寒热，病情至为复杂。阮氏按照先上后下，先表后里的治则，致力于用桂枝汤调和营卫；杏仁、苏梗、柴胡散寒宣肺；藿香、佩兰、通草祛暑化湿；泽兰叶活血祛瘀以杜产后留瘀而调经血。治法能区分先后，权衡缓急，诚非老手不办。

王　暑温将传胞络，邪火扰乱宫城，君主难安，神昏谵语，身热烦躁，脉象洪数，舌苔焦黑。此乃棘手之症，勉拟清宫汤加味治之。

犀角尖八分，磨汁冲　竹叶心一钱半　连心冬二钱　荷叶边一钱半　黑元参二钱　青连翘二钱，带心　莲青心五分　金银花二钱　川贝母一钱　篁竹茹一丸　紫雪丹三分　鲜石蒲八分

又：鲜生地四钱　青连翘二钱，带心　炒山栀二钱　荷叶边一角　黑犀角五分　竹叶心一钱半　水云连一钱　金银花二钱　广郁金八分　鲜石蒲八分　紫雪丹二分

评议：清宫汤系《温病条辨》方，由元参心、莲子心、竹叶卷心、连翘心、犀角尖（现代多用水牛角代）、连心麦冬组成。

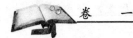

功能清心养液，主治温病邪入心胞，出现神昏谵语等症状。本例的病位、病机和病情与此正合，故用之甚当。配合紫雪丹清心开窍，其效益佳。这里值得一提的是，叶天士尝谓"入营犹可透热转气"，是以前后二诊处方中配银花、荷叶等轻清宣透之品，以冀邪从营分转出气分而解。

　　黄　胎前传染天花，余毒未清，蓦然小产，八脉骤然空虚，邪气乘虚入里，病延数月，虚而尤虚，是以元海无根，龙火飞腾，上致腮颊肿痛，丹龈腐烂出血；下致冲脉不固，经血时常走漏。姑拟归脾汤加减治之。

　　远志筒一钱半　别直参一钱半　白茯神一钱半　生白芍一钱半　阿胶珠三钱，酒炒黄　酸枣仁三钱　生处术一钱半　白归身三钱　血余炭三钱　生牡蛎五钱　炒艾叶五分　炙甘草八分　软柴胡八分，鳖血炒

　　评议：本例系产后经漏，因冲任虚损，经血不固所致。治用归脾汤加减，是根据"脾统血"的理论，意在引血归脾。又因兼有虚火上腾而见腮颊肿痛，牙龈腐烂等症，故遵《内经》"劳者温之"之旨，而用甘温除热之法。

　　柳　肝脾郁结，脉涩经停，背胀腹痛，带浊下流。理宜分清化浊，调和气血为主。

　　川草薢三钱　白茯苓三钱　九节蒲八分　泽兰叶一钱半　台乌药一钱　益智仁一钱半　甘草梢八分　广山漆一钱　软柴胡八分　小青皮八分　西琥珀八分　玫瑰花五朵

　　评议：本例罹患闭经、带下两种病证。闭经是由肝脾郁结，气血瘀滞所致，故方中用泽兰、琥珀、柴胡、青皮、山漆（三七）、玫瑰花疏肝解郁，活血通经；带下乃湿浊下流使然，故用

萆薢分清饮分清化浊。盖萆薢分清饮由萆薢、乌药、益智仁、石菖蒲、茯苓、甘草梢组成，功能温肾利湿、分清去浊，原治膏淋白浊。阮氏将其移用于妇人带下，可谓匠心独运，颇具巧思。

金　寒邪伤肺，寒热咳嗽。兼之中气虚寒，湿痰上泛，嗳而呕吐。前经表散得汗，而寒热清楚，仍嗽吐未平，再进和中镇逆法。

旋覆花二钱　水法夏一钱半　广陈皮一钱　京杏仁二钱　代赭石二钱　北沙参一钱半　白茯苓二钱　佛手柑一钱　炙甘草八分　老生姜三片　大红枣三枚

评议：方由旋覆代赭汤与二陈汤合化，既能降逆止嗳，又能化痰止呕，与病因病机恰合，效验可期。

王　暑伏太阴，寒伤少阴。因寒暑相搏而腹内疼痛，以致中阳不运，气化失常，关门清浊不分，是故大便泄泻而小便短涩，兼之营卫不和，寒热往来，先拟胃苓汤加味治之。

制川朴八分　南京术一钱半　洁猪苓一钱半　白茯苓三钱　广橘红八分　炙甘草八分　建泽泻二钱　生冬术一钱半　川桂枝八分　广藿香一钱半　北细辛八分　淡吴萸八分

评议：暑伏太阴，寒伤少阴，脾肾同病，脾伤则运化失常，肾伤则阑门不固，是以腹痛、泄泻、尿涩交作。运脾化湿在所必施，利小便实大便当是不二法门，故用胃苓汤加味。其加细辛、吴萸者，意在温肾祛寒；加藿香者，取其芳香化湿之功。

郑　素患脚气之病，真元渐虚，现因风湿阻滞阳明络脉，经气不得流通，以致左膝结肿成脓。所嫌脓水清稀，胃钝食少，脉象无神，焉能腐化肌生？拟用温补调元，佐以祛风化湿。

别直参一钱半　炙叙芪三钱　酒白芍二钱　红枣杞二钱　飞子

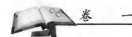
术一钱半　全当归二钱　淡苁蓉一钱半　白茯苓二钱　五加皮一钱半
薏苡仁三钱　淮牛膝一钱半　炙甘草八分

评议：本例属于"痹"的范畴，对于"痹"的辨证，区别寒、热、虚、实最为紧要。患者脓水清稀，胃钝纳少，脉象无神，显系虚寒之证，故宜温补调元为主，所用方药，可谓熨帖，鄙意阳和汤（熟地、白芥子、鹿角胶、姜炭、麻黄、肉桂、甘草）亦可选用。

　　钟　素因肝肾阴亏，厥阳易动，近复感受风邪，引动相火为灾，消烁真阴，身体壮热，热极风生，以致经气被劫，络脉不得流通，是故周身痹痛，时刻难安，脉洪口燥，拟用辛凉清热法。

连翘壳一钱半　苏薄荷六分　大力子一钱半　双宝花一钱半　淡竹叶八分　荆芥穗六分　淡豆豉一钱半　山栀壳一钱半　黑元参一钱半　生甘草六分　广郁金八分

　　又　表邪虽退，阴液未滋。理宜甘寒养液，略佐清热。

鲜生地四钱　黑元参二钱　亳花粉一钱半　霜桑叶一卷　鲜石斛三钱　大麦冬二钱　杭菊花一钱半　淡竹叶八分　连翘壳一钱半

　　又　养阴退热，病觉松机。但时值季春，风木专权，恰遇土德衰微，未免受其侵侮，故犯呃逆之病。拟用救阴敛阳，扶土抑肝法。

西洋参一钱半　生白芍三钱　鲜金钗三钱　鲜竹茹一钱半　大麦冬三钱　鲜生地四钱　鲜杷叶一幅，去净毛　绿柿蒂五枚　石决明六钱　广橘蒂七个

　　又方：

西洋参一钱半　龙牙燕三钱

　　评议：素体阴虚，厥阳易动，近因外感风邪，出现身体壮

热、周身痹痛等症。《金匮要略》谓："夫病痼疾，加以卒病，当先治其卒病，后乃治其痼疾。"阮氏遵此而治，方用银翘散加减。药后表邪虽退，阴液未滋，故用增液汤加花粉、石斛甘寒养液，佐桑叶、甘菊、竹叶、连翘清解余邪。方随法立，药随方遣，堪称周密。

郏　痘以稀朗毒化脓成为吉。今观头面之痘，根窠不立，脚地全无，浆稀倒靥，似乎凶多吉少矣。至于身体手足淡白塌阔，此内恐无浆汁，皮薄皱纹，有浆亦是清稀。顶陷气虚，色暗血滞，胃钝食少，口燥津伤，火炽身灼，痰迷神昏，舌焦脉数，种种不祥，恐难调治。勉拟清补化毒汤，倘有松机，后容再酌，若无奏效，另择高明。

西洋参一钱半　生白芍二钱　大角参二钱　炒僵蚕一钱半　生叙芪三钱　真川贝二钱　大麦冬二钱　炮山甲八分　白归身二钱　生甘草八分　鲜石斛二钱　南山楂一钱半

评议：痘疮（天花）的吉凶判断，古人论之甚详。本例所见症状，诸如根窠未立，脚地全无，稀酱倒靥，淡白塌陷，种种危象毕露，故为正不胜邪，无力托毒之凶证。阮氏投清补化毒汤，旨在扶正祛邪，诚属对证之法。

胡　标期感冒风邪，闭塞皮毛，俾痘毒不得外越，君相二火，互相为虐，是以痉厥双兼。先拟宣毒发表汤，加紫雪丹治之。

苏薄荷八分　壮桔梗八分　大力子一钱半　炒天虫八分　青防风八分　绿升麻六分　连翘壳一钱半　淡竹叶一钱半　荆芥穗八分　粉葛根八分　钩藤钩一钱半　紫雪丹一分

又　服药后痉厥既平，痘点出齐，所嫌天庭印堂窠粒不分，两颧亦然，痘未起而目闭，疮不透而肉肿。及至身体手足，又是稠密紫色干枯，内有肝火激成水泡，热毒炽成黑陷，身热燎人，神昏烦躁。三岁婴孩，遭此险症，小舟重载，实属可忧。勉拟凉血解毒，佐以清火平肝。

生地尖三钱，酒洗　鼠粘子一钱半　金银花一钱半　炒僵蚕一钱　西紫草一钱，酒洗　连翘壳一钱半　川豆根一钱半　生甘草五分　活羚羊五分，先煎

评议：痘疮以邪毒外透为顺，患儿出痘之际，感冒风邪，闭塞毛窍，以致痘毒不得外越，是以痉厥迭见，故先以宣毒发表汤加紫雪丹，既散外邪，又平痉厥。药后痉厥平而痘点出齐，本为病有转机之象。无如热毒炽盛，痘疮密布，身热如燎，三岁小儿，遇此险证，治疗颇为棘手。观阮氏所用方药，意在凉血解毒，清火平肝，犹恐正不胜邪，预后堪虑。

程　风中少阴，引动龙火上升，则痰随火发，气不胜任，于是舌瘖不能言，足废不能行。仿刘河间地黄饮子治之。

紫瑶桂八分　淡苁蓉一钱半　大麦冬二钱　远志筒一钱半　淡附片八分　大熟地六钱　北五味八分　石菖蒲八分　山萸肉二钱　巴戟肉二钱　川石斛三钱　苏薄荷八分

评议：地黄饮子出刘河间《宣明论方》，功能补肾益精，宁心开窍，是治中风失语、两足痿软的经世名方。本例阮氏用其全方治之，洵属对证。然此等病非短期能收全功也。

陆　风中六经，忽然猝倒于地，口眼歪斜，手足不遂，语言蹇涩，急用孙真人小续命汤进之。

川桂枝一钱半　抚芎劳八分　西洋参一钱　苦杏仁一钱半　淡附片八分　生麻黄八分　炒白芍一钱半　青防风八分　淡黄芩八分

木防己一钱半　炙甘草八分

评议：中风分真中类中两大类，本例系风中六经所致，显属真中范畴。唐宋时期，治中风多以小续风汤祛除外风；金元以降，对于中风的病因，刘河间提出"心火暴甚"的观点，李东垣认为"正气自虚"，朱丹溪主张"湿热生痰"，于是对中风的病因逐渐跳出"外风"的病因观；迨至明清，叶天士、张伯龙、张山雷等强调"阴虚风动"是中风的主因。其实，唐宋时期所述的"中风"，乃属"真中风"；金元明清医家所述的"中风"，乃属"类中风"。两者治法有异，均勿混同。

罗　肝为乙木藏血而主筋，肾为癸水藏精而主骨。脉象左关空浮，两尺微弱，此系肝血肾精不足，则筋骨失其所养，而痰湿由虚入络，手足不仁，语言蹇涩，是类中风之先兆也。宜温补精血，宣通络脉，佐以化痰之药治之。

西潞党三钱　甘杞子二钱　川万断一钱半　广陈皮一钱　淡苁蓉二钱　怀牛膝一钱半　巴戟天一钱半　水法夏一钱半　白茯苓二钱　鲜桑枝八寸

评议：本例类中风的病因病机系肝血肾精不足，痰湿乘虚入络所致，故用党参、杞子、续断、苁蓉、淮牛膝、巴戟天补益元气，滋养肝肾；陈皮、法夏、茯苓化痰祛湿；复加桑枝通经活络。这与真中风用小续命汤的治法，迥然有别。

陈　久嗽成痨，喘咳难安，皆由元海无根，孤阳上逆。盖肺不降气，脾不运气，肾不纳气，三焦失职，故饮食之精微，蕴结而为痰。然痰湿素多，未免津液不足，上致咽喉燥塞，下致大便维艰。治宜金水并进，佐以降气化痰。

北沙参三钱　川贝母一钱半　炙甘草八分　生姜汁一匙　大麦

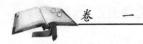
冬二钱 暹毛燕二钱 代赭石二钱 仙制夏一钱半 叭杏仁二钱 阿胶珠二钱 旋覆花二钱 大黑枣三枚

评议：肺痨之病，前人多归咎于肺肾阴虚，厥阳上亢所致，治法常以滋阴降火为主。本例更兼脾运失职，以致水谷不化生精微而反变痰湿，上中下三焦俱病显然。方以沙参、麦冬、毛燕、阿胶滋养肺肾，取金水相生之义；贝母、叭杏化痰止咳；旋覆花、代赭石降逆平喘；半夏、姜汁、大枣补脾运中。裁方用药虽颇合辙，然此等病在当时条件下，欲获痊愈，殊非易事。

徐　嗽经一载，脉见短涩，原系肺家受伤，兼之夜梦精遗，水虚痰泛，元海无根，卫阳上越，血随阳络而咯出，复加自汗盗汗，阴阳两虚，营卫不和，有时寒热往来。此已成痨瘵之病，非易治也，勉拟旋覆代赭汤加味治之。

代赭石二钱 北沙参二钱 炙甘草八分 川贝母一钱半 旋覆花二钱 水法夏一钱半 京杏仁二钱 佛手花八分 西紫菀一钱半 款冬花二钱 广橘络八分 冬虫草一钱半 老生姜三片 大红枣三枚

又　前方稍觉见效，再拟金水并进法。

海南参三钱 叭杏仁三钱 川百合一钱半 北紫菀一钱 驴胶珠二钱 川贝母一钱半 暹毛燕三钱 款冬花三钱 淡菜十二个

评议：痨瘵之病，乃内伤重证，非易治也。本例首方以旋覆代赭汤化痰，意在降逆化痰；复诊用金水相生法，取血肉有情之品滋填肾阴为主，此遵《内经》"精不足者补之以味"之旨。然病根已深，徒守滋阴保肺套路，未足恃也。

叶　脉洪数，舌苔黄腻。症由风邪夹秽，感触内热上攻，以致唇舌肿痛；外越皮肤发为丹毒；煎熬肌肉作痒；内兼食积湿壅气不宣畅，故胃膈疼痛。治宜辛凉清热，佐以消导积滞。

牛蒡子一钱半　苏薄荷八分　香白芷八分　府杏仁一钱半　连翘壳一钱半　荆芥穗八分　炒僵蚕八分　广郁金八分　炒枳实八分　制川朴八分　川通草八分

　　又　表邪丹毒均已清楚，但内积未消，枢转不灵，上不纳食，下不大便，再进通和三焦法。

　　冬瓜仁二钱　火麻仁二钱　炒谷芽二钱　制川朴八分　藿香梗一钱　金银花二钱　炒枳实八分　川通朴八分　苦杏仁二钱　瓜蒌实二钱

　　评议：外感风热，内伤湿食，邪热上攻外越，而见唇肿、丹毒；湿食阻滞气机，以致胸膈疼痛。治以辛凉轻宣外解风热，理气消导内除湿食。药后表邪丹毒已清，惟内积未消尚见不食便秘，故续用祛湿消食，润肠通便，俾三焦通和，诸恙可解矣。

　　应　左关尺细数，素有内热，忽然猝倒于地，不省人事，左手足不仁，此类中风之症也。系水虚而木无所养，以致肝风内动，而昏晕颠仆也。若不滋水涵木，恐无别法。

　　大蒸地六钱　山萸肉三钱　建泽泻一钱半　白芥子一钱半　怀山药三钱　湖丹皮一钱半　白茯苓二钱　全当归一钱半　生白芍三钱　软柴胡八分　明天麻八分

　　评议：水不涵木，内风煽动而致的类中风，明清以来，多以滋水涵木、平肝息风为治，如张锡纯《医学衷中参西录》的镇肝息风汤，即是代表方剂。本例以滋水清肝饮加减，诚得类中治法之真诠。

　　赵　年逾花甲，嗽经一载，饮邪扰乱，喘咳难安，气道似有哽噎形状，系肾阴虚损，龙雷不能潜伏，现届隆冬收藏之候，反挟浮阳而上升。盖少阴脉循喉咙，挟舌本，今水精化为痰沫，真

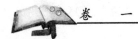

阴亏耗，津液无以上潮，虚阳上灼，气喘痰升，故喉间每至燥塞，此为阴虚阳亢之症，理宜壮水之主，以制阳光，则痰气不治而自治矣。

大生地四钱　白茯神二钱　金琐阳三钱　生龟板八钱　北五味八分　远志筒一钱半　灵磁石三钱　淡秋石三钱　怀牛膝三钱　山萸肉二钱

评议：案中对阴亏阳亢，虚火刑金咳喘的病机描述甚为精当。治宗王冰"壮水之主以制阳光"而用滋阴潜阳、纳气归肾之法，处方用药亦甚贴切。

马　冲为血海，任主胞胎。妊娠三月，下元不固，调养失宜，于是小产，血脉崩漏太多，未免冲任有伤，所嫌血下成块，其色紫黑，想必前因损折殒胎，观其元气虽虚，乃纯补难投，前医纯用温补收涩之品，所以积瘀难消，其病延至数月尚未且愈。盖腰背拘急，小腹胀痛，头目昏晕，四肢酸软，瘀血或来或止，皆是经脉不和，气血虚滞故也。若非通补兼施，焉能奏效。

全当归四钱　川万断三钱　淡吴萸八分　赤茯苓三钱　大川芎二钱　炙没药一钱半　广山漆八分　炒白术三钱　溏五灵三钱，生炒各半　川蒲黄三钱，生炒各半　生鹿角一两，先煎　炙甘草八分

评议：产后有"多虚多瘀"的病理特点，本例小产后崩漏不止，血下成块，其色紫黑，冲任损伤，瘀血滞留无疑，乃虚中夹实之证，故治法不宜纯补，当用通补兼施。观其组方，补虚而不留瘀，祛瘀而不伤正，配伍之妙，跃然纸上。

钱　诊脉关前浮缓，关后沉细，舌苔白滑，头面肢体浮肿，时常咳嗽。系风邪外袭，水湿内淫致病，复加食积，运化失常，腹中胀满，若不表里分消，恐非其治。

大腹皮二钱，酒洗　茯苓皮三钱　苦杏仁二钱　萝卜络一钱半 炒谷芽二钱　广陈皮一钱半　桑白皮一钱半　江枳壳八分　川羌活一钱半　青防风一钱半　制川朴八分　生姜皮一钱半

评议：外则感受风邪，内则水湿浸淫，复加饮食积滞，此浮肿、咳嗽、腹胀所由作矣。方用五皮饮利水消肿，羌活、防风解散风邪，枳壳、川朴、谷芽消食化滞，乃表里分消之法，俾内外之邪得解，诸恙自可平复。

程　脉象濡弱涩滞，略兼弦紧，舌苔白腻，四肢酸软，胸膈痞闷，时觉微寒微热。此系内伏暑气，外受风寒，湿热郁蒸，发为黄疸。肤表无汗，小便短黄，郁久不治，恐成肿胀。急宜开鬼门，洁净府法主治。

西麻黄八分　赤小豆三钱　连翘壳一钱半　绵茵陈二钱　六神曲二钱　淡豆豉一钱半　紫川朴一钱　川通草一钱　苦杏仁一钱半 赤茯苓三钱

评议：外感风寒，内蕴暑湿，湿热郁蒸，发为黄疸，当属阳黄之证。方用麻黄连翘赤小豆汤外解表邪，兼利湿热，复合茵陈、赤苓、通草以利湿退黄。《内经》有"开鬼门，洁净府"之谓。开鬼门者，疏松汗孔，解表发汗是也；洁净府者，决渎水道，通利小便是也。本例治法，与此正合。案云："郁久不治，恐成肿胀"，从现代医学来说，黄疸型肝炎变成肿胀，大多是肝坏死的表现，即是病情加重的征象。阮氏在当时的情况下，通过反复临床观察，深知此等病情的危重性，故用"恐"字来表述，实属不易。

腾　面目一身尽黄，腹满足肿，小水短黄，系中阳不运，湿食郁滞，致成黄疸。若不通阳利湿，从何而治？

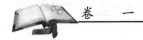
茅山术一钱半　茯苓皮三钱　紫安桂八分　紫绍朴一钱　建泽泻一钱半　洁猪苓一钱半　广陈皮一钱　大腹皮一钱半　生白术一钱半　六神曲一钱半　炒谷芽二钱

评议：叶天士谓："通阳不在温，而在利小便"，是针对湿邪阻遏，阳气不得宣通，通过利小便，则湿去而阳气自通而言。本例以五苓散合五皮饮利湿消肿，故称"通阳"。鄙意方中当加茵陈，此即《金匮要略》茵陈五苓散，是治湿热黄疸的经世名方。

仇　郁怒伤肝，情志不舒，少火变为壮火，久则累及心脾，真阴被烁，血海空虚，以致红潮失信，几成痨症。理宜安养怡情，是为妙法。

西洋参一钱　酸枣仁三钱　玫瑰花八朵　生香附一钱半　白茯神三钱　紫丹参三钱　合欢皮三钱　广郁金一钱半　远志筒一钱半　白归身三钱　生处术一钱半　炙甘草八分

评议：《内经》谓"壮火散气，少火生气。"患者郁怒伤肝，久郁化火，此火实属致病因子的"壮火"。火伤心脾，真阴被烁，血海空虚，遂令经汛失信。以方测证，当兼心悸、不寐等症。久而久之，变成痨症。方用归脾汤化裁，加玫瑰、香附、合欢皮、广郁金疏肝解郁。患者实属《内经》"二阳之病发心脾，有不得隐曲，女子不月，其传为风消，其传为息贲者，死不治"的病证。

周　诊脉左寸空虚，尺部细弱。显系心阴不足，则神志易动，以致汗多怔忡，兼之肾阴衰惫，则丹田不固，复加梦多遗泄。拟用归脾汤合固精丸治之。

东洋参一钱半　白归身二钱　白茯神二钱　炙甘草一钱　炒处术一钱半　远志筒一钱半　广木香六分　固精丸三钱，吞送　炙叙芪

三钱　酸枣仁三钱

评议：上则养心安神而用归脾汤，下则益肾固摄而用固精丸，俾心肾得补，虚劳易复。因其阴虚为主，用药似嫌偏于温补，鄙意宜加地黄而成黑归脾汤，再加麦冬、天冬，更合病情。

杜　肾乃胃之关，关者上下交通之义也。今关门不利，升降失司，焉能纳食运化，故生噎膈之病。脉象关尺数而细涩，舌苔干绛，原属阴虚液燥，理宜滋肾水养胃阴为主治。

北沙参三钱　远志筒二钱　山萸肉二钱　建泽泻一钱半　大麦冬三钱　大蒸地六钱　湖丹皮一钱半　白茯神二钱　藿石斛二钱　怀山药三钱

评议：《内经》有谓："肾者胃之关也，关门不利，故聚水而从其类。"此指水肿的病机而言。阮氏匠心独运，将此引申为"噎膈"的一种病机。因患者肾阴枯涸，关门不利，升降失司，故胃不能受纳而成噎膈重证，类似于现代医学胃癌、食道癌之类疾病。故方用六味地黄汤合沙参、麦冬、石斛以滋肾养胃，用药虽恰到好处，然此等病证，已病入膏肓，获效鲜矣。

王　素多痰湿，现因中阳被困，土德衰微，朝食而暮吐，致成反胃之症。拟用代赭旋覆汤加味治之，俾震坤合德，土木无伤，是为正法。

代赭石三钱　西潞党三钱　炙甘草八分　生姜汁一匙　旋覆花三钱，包煎　水法夏一钱半　淡吴萸八分　大黑枣三枚

评议：痰湿困脾，中阳不运，以致朝食暮吐，而成反胃之症，治用旋覆代赭汤加味降逆上呕，益气和胃，是为正法。笔者以为，既言素多痰湿，似可配合温胆汤增强化痰祛湿，和胃止呕之功效。

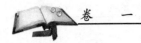

江　朝食暮吐，非反胃而何？系肾火衰微，脾阳困乏，所谓母寒子亦寒也。古云：益火之源，以消阴翳。师其法以治之。

大熟地三钱　山萸肉三钱　淡附片一钱半　黑炮姜一钱半　怀山药三钱　白茯苓三钱　紫瑶桂一钱　益智仁一钱半

评议：肾阳衰微，火不生土，犹如灶中无火，水谷何以熟腐？盖胃中饮食难以转运，势必上逆而出，此朝食暮吐所由来也。王冰谓："益火之源，以消阴翳。"故用补火生土法，方用附桂八味丸加减，洵为妥帖。

吴　湿阻中宫，脾阳失运，阑门清浊不分，致成泄泻，拟以胃苓汤治之。

南京术一钱半　制绍朴一钱　生白术一钱半　白茯苓三钱　广陈皮一钱　炙甘草八分　洁猪苓一钱半　建泽泻二钱

评议：《内经》云："湿胜则濡泻"。本例湿阻中宫，脾阳失运而引起的泄泻，方用胃苓汤，正合"治湿不利小便非其治也。"

潘　情志怫郁，经脉不和，是以冲气上逆，时常噫嗳，兼之皮毛栗栗，背胀腹痛，似乎内损情形。理宜开郁疏气，拟方于左。

生香附一钱半　代赭石二钱　春砂仁八分　全当归二钱　广郁金一钱半　玫瑰花八朵　旋覆花二钱　酒白芍二钱　川桂枝一钱　紫石英三钱　炙甘草八分

评议：朱丹溪云："气血冲和，万病不生，一有怫郁，诸病生焉。"患者情志怫郁致病，症情虽多，总不外乎气机郁滞使然。故以开郁理气、调其升降为治，遣药有的放矢，切中鹄的。

蒋　暑伏阳明，寒伤太阴，肺不宣布，气机阻塞，肠失传导，清浊不分，外致营卫不和，时觉微寒微热；内因湿热下注，圊时里急后重，此已成滞下之症也。拟以表里透达，内外分消，则痢不治而自治矣。

瓜蒌实二钱　北桔梗一钱　杭青皮一钱　紫川朴八分　山楂末二钱　苦杏仁二钱　北细辛六分　紫苏叶八分　粉葛根一钱　赤茯苓二钱

评议：观其方药，实非治痢名方，而是根据病因病机，以透达表里，分消内外立法，"有是证即用是药"，此之谓也。

邹　盛夏受暑，复加食积，俾运化失常，阴阳之枢转不灵，是以邪热下注，郁伤营分，致肠间疠痛，痢成五色。拟以清热导滞，略佐升提治之。

银花炭三钱　瓜蒌实三钱　凤尾连一钱半　真川朴八分　清六散（六一散加红曲）三钱　荷叶蒂五枚　广木香八分　煨葛根八分　山楂炭三钱

评议：暑热食积交阻，是夏秋季节痢疾的常见致病因素。治以清热导滞为法，确为对症下药。方中香连丸乃治痢要药，临床恒多取用。

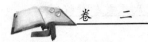
卷 二

钟 梦遗之症，主治少阴。盖心为君火，肝肾为相。梦中所见之物，魂之变化，所失之精，肾之真元。兹因心虚，君主无权，相火妄动，则精不自持矣。啻求药味，难冀全功，总要清心寡欲，可保无虞。

西洋参一钱半 白茯神二钱 酸枣仁三钱 炙叙芪二钱 生处术一钱半 远志筒一钱半 白归身二钱 广木香四分 莲蕊须一钱半 化龙骨三钱 潼蒺藜三钱 炙甘草八分

评议：古云："神摇于上，精遗于下"，本案即是其例。心摇归咎心虚君主无权，神失安藏；精遗责之肝肾相火妄动，扰乱精室。方用归脾汤养心安神，复加龙骨，潼蒺藜潜阳固精，君相同治，恰合病机。

潘 忧思伤脾，木侵中土，冲气上逆，时常噫嗳怕寒，前服和中降逆，其症悉平。今见关脉沉迟，中焦气血虚寒可知，故有腹痛背胀，经来迟少等情，若非温补，更无别法。

西潞党三钱 全当归三钱 川桂枝一钱半 川椒肉一钱，半炒 炙叙芪三钱 酒白芍三钱 炙甘草一钱 淡吴萸一钱半 淡附片一钱半 春砂仁八分 玫瑰花八朵 姜三片 枣三枚

评议：本例的辨证着眼点在于关脉沉迟，故断为"中焦气血虚寒"。其腹痛背胀，经来迟少，悉由中阳不足引起。遵《内经》"虚者补之""寒者热之"之旨，故用温补法治之，观其组方，乃吴茱萸汤、桂枝汤、大建中汤熔于一炉，足见阮氏熟谙仲景之术，应用经方裕如。

邵　　心藏神而主血，脾藏意而统血。屡因忧郁太过，心脾二脏被伤，郁火消烁营阴，扰动络脉，致约制无权，血逆妄行，每从口鼻而出。全凭药力，犹恐无济，若能安养怡情，亦可挽回。

　　西洋参一钱　远志筒一钱半　紫丹参二钱　阿胶珠二钱　白茯神二钱　酸枣仁三钱，炒　白归身二钱　合欢皮三钱　玫瑰花八朵

　　评议：本例血证，得之"郁火消烁营阴，扰动络脉，致约制无权，血逆妄行"，按其病机，当用解郁降火、引血归经。阮氏效法归脾汤引血归经，复加合欢皮、玫瑰花舒肝解郁，似缺清热凉血火之品。鄙意方中宜酌加焦山栀、牡丹皮、生地之类。

　　狄　　积劳饥饱，有伤脾胃，中阳困弱，阴寒得以阻结，每至巳刻，腹中绞痛异常，复加肝气横行，左肝胁亦痛。治宜补土通阳，佐以泄肝。

　　西潞党三钱　川桂枝一钱　川椒肉一钱半，炒　老干姜一钱半　酒白芍三钱　炙甘草八分　淡吴萸一钱半　春砂仁八分　老生姜三片　大黑枣三枚

　　评议：中阳困弱，肝气横逆而引起的腹胁疼痛，方用理中汤、吴茱萸汤、大建中汤合化，诚得治法之要。于此可见阮氏应用经方得心应手，对中医经典有扎实的基础。同时，亦可窥得其用补剂，贵在通补而非守补，即在方中加入砂仁理气畅中，俾补而不滞，以利药效的发挥，深谙制方之法度，配伍之奥妙。

　　程　　忧思伤脾，郁怒损肝，致土失生化，湿阻中阳而腹痛。木不条达，血凝络脉而气滞。外致卫阳不和，时常怕寒。经来迟少，艰为孕育。治宜养血调经，佐以开郁疏气，斯为合法。

　　西当归三钱　川桂枝一钱半　炒处术一钱半　生香附一钱半　川椒肉八分，炒　玫瑰花八朵　酒白芍一钱半　炙甘草八分　淡吴萸八

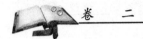

分 春砂仁八分 老生姜三片 大红枣三枚 白茯神二钱 元胡片一钱半

评议：本例病证，其病因是七情内伤，病位在于肝脾，病机为湿阻中阳，木失条达，营卫不和，冲任虚寒，治用疏肝郁，健脾运中，调和营卫，温暖冲任。堪称理明、法合、方妥、药当。

周 肝主筋，肾主骨。老年精血不足，肝肾失养，致筋骨痿疲，两足软弱，彳亍为艰，仿丹溪虎潜丸法治之。

大熟地四钱 炒知母二钱 西当归二钱 虎胫骨三钱 酥龟板六钱 炒黄柏二钱 酒白芍二钱 怀牛膝三钱 广陈皮一钱 老干姜一钱 金锁阳三钱

评议：本例属痿证。《素问·痿论》尝谓五脏皆能使人痿，将其分为皮痿、脉痿、筋痿、肉痿、骨痿五种类型，并强调指出"治痿者独取阳明"，理由是"阳明者，五藏六府之海，主润宗筋，宗筋主束骨而利机关也。"元代朱丹溪对痿证尤多发挥，并创制虎潜丸以治。该方重在补养肝肾，强筋壮骨。阮氏宗其法而应用于肝肾精血不足而致的痿证，诚得之矣。

叶 手足不用之症，治从太阴阳明。盖肺为百脉之长，主宣布气化，而轮行津液；胃为气血之海，主受盛水谷，而生化阴阳。今肺胃受病，脉络空虚，无以润养筋骨，而利机关，是故四肢无力，行动维艰，致成痿弱之病矣，治法拟方于左。

海南参三钱 怀山药三钱 薏苡仁四钱 驴皮胶二钱 大麦冬二钱 净芡实四钱 红杞子二钱 淡苁蓉二钱 千年健三钱 川扶筋三钱 炒杜仲三钱 怀牛膝三钱

评议：本例痿证，阮氏立论从肺胃论治，然所用方药仍偏重滋补肝肾，强筋壮骨，惟方中海南参、淮山药、薏苡仁、麦冬有

补养肺胃之功。本案宜与前案互参。

张　高年血虚，气失配偶，兼之脾胃两亏，湿痰上泛，阻碍气机，时常喘嗽难安。拟以苏子降气汤加味治之。

紫苏子一钱半　西当归二钱　冬前胡八分　紫川朴六分　水法夏一钱半　青蓝皮八分　紫沉香六分　炙甘草六分　老干姜八分　北五味八分　原麦冬二钱

评议：苏子降气汤出《和剂局方》，功能降气平喘，温化痰湿，是治疗喘咳的常用方剂。本例以此方化裁，方中用沉香、五味子，意在纳气归肾；麦冬清养肺阴，并制它药之温燥。

王　寒伤太阴阳明，皮毛闭塞，肌腠不通，郁而为火，是以寒热交作，大渴引饮，气喘痰升而多嗽，脉数浮洪，舌苔黄燥。拟用麻杏石甘合定喘汤治之。

西麻黄一钱　苦杏仁二钱　款冬花一钱半　桑白皮一钱半　生石膏三钱　生甘草八分　水法夏一钱半　紫苏子一钱，炒　淡黄芩一钱　白果仁三钱

评议：麻杏甘石汤、定喘汤均治风寒外束、痰热内蕴（俗称"寒包火"）喘咳的经世名方，两者合用，其效相得益彰。笔者临床治疗哮喘，符合上述病机者，恒多取用，效果显著。

许　疝瘕之病，生于肾，发于肝。盖少阴为阴之枢，厥阴之脉络阴器，睾丸形圆，亦主旋转。系先天不足，寒湿之邪内伤络脉，致枢转不灵，元阳下陷，故阴襄肿坠坚大，名曰癫疝。若非升补元阳，疏通寒湿，从何而治乎？

高丽参一钱　金琐阳二钱　绿升麻六分　杭青皮一钱　炙叙芪二钱　炙甘草八分　软柴胡六分　西小茴一钱　广橘核二钱　川楝子一钱　青木香八分

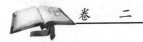
评议：癫疝之名见于《素问·阴阳别论》等篇，是属于疝瘕之病。本病多由于寒湿下注而引起的阴囊肿大，其形如升如斗，一般不痒不痛。本例既伤寒湿，又元阳下陷，且后者是发病的主因，故以升补元阳为主，辅以疏通寒湿。方中橘核、小茴、青皮、川楝子、木香功擅疏肝理气，为治疝的常用药物。

刘　热邪伤阴，风阳内动，挟痰火上升，蒙闭清窍，致生痉厥之症。宜清痰降火、息风通窍为治。

鲜生地四钱　白胆星一钱半　活羚羊八分　京川贝二钱　鲜石蒲八分　青连翘二钱　钩藤钩一钱半　淡竹叶一钱半　黑元参二钱

评议：肝火挟痰热上蒙心窍发为痉厥，清痰火，通神窍确为正治之法。处方用药甚为贴切，若症状较重者，宜加牛黄丸以增强除痰、开窍、镇肝之力。

施　脉象滑数，舌苔黄腻，神志不清，或哭或笑，语言失度，起居无常，寤寐不安，名曰癫疾。此系肝火挟痰，上蒙心窍所致。宜清痰火通窍为治。

西竺黄一钱半　真川贝一钱半　白胆星一钱半　白茯神三钱　辰砂冬三钱　炒山栀三钱　九节蒲八分　大云连八分，姜汁炒

评议：方以山栀、黄连清火，竺黄、川贝、南星涤痰，辰砂、茯神、菖蒲宁心开窍，药证颇为的对，可望获得效验。

程　病来暮然仆厥，口流涎沫，逾时汗出乃甦，名曰痫症。此乃痰迷心窍所致，方列下。

明天麻一钱半　白胆星一钱半　仙制夏一钱半　白茯神二钱　钩藤钩一钱半　川贝母二钱　九节蒲八分　箘竹沥三匙

评议：痫证临床并非鲜见，为不易治愈的顽疾。本例因痰迷心窍所致，故方用定痫丸化裁，意在息风祛痰，镇心开窍。盖定

病丸出《医学心悟》，方由天麻、姜半夏、川贝母、茯苓、茯神、丹参、麦冬、陈皮、远志、菖蒲、南星、全蝎、僵蚕、朱砂、琥珀、姜汁、竹沥等组成，是治病的常用方。

叶　脉象洪数，舌苔焦黑，系邪热内灼，脏阴被劫。火炽则神昏谵语，液伤则大渴引饮，兼之胃不纳食，肠不通便，症属危险，非易治也。勉拟甘凉养液，苦寒清火为治。

鲜生地八钱　大角参三钱　青连翘三钱　金银花三钱　鲜石斛四钱　大麦冬三钱　淡竹叶一钱半　炒山栀三钱　鲜石蒲八分

评议：本例见症，显系温邪由气分传入心营，津液耗伤已甚。叶天士有谓"入营犹可透热转气"，试观案中方药，仿《温病条辨》清营汤意，既以生地、大角参清营养液，又用连翘、银花、竹叶清透邪热，佐以菖蒲开窍醒神。阮氏熟谙温病学术，于此可见一斑。

冯　素患喘嗽，或发或止，现受风寒，夙恙复发，引动冲阳上逆，乃喘嗽尤甚。治宜化痰降气立方。

宋公夏一钱半　白茯苓二钱　京杏仁二钱　西紫菀一钱半　广橘络一钱　炙甘草八分　佛手柑一钱　款冬花二钱　灵磁石二钱　紫沉香五分　瓜蒌仁一钱

评议：既言感受风寒引发喘嗽夙恙，方中宜加麻黄、苏叶、荆芥、豆豉等疏散风寒之品。

蔡　脉象紧弦，舌苔白滑。病来气从小腹上冲心下而痛，痛止其气仍归小腹，如豚之奔走，或上或下，名曰奔豚，乃肾积也。此系少阴寒水之气结成病，若非温通达下，安能消散乎？

淡附片八分　紫瑶桂八分　白归身二钱　紫沉香六分　老干姜八分　淡吴萸八分　白茯苓三钱　紫川朴六分　瞿麦穗一钱　川楝

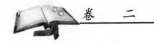
子一钱半　广木香六分　炙甘草六分　李根白皮六钱

评议：奔豚之病名出《灵枢·邪气藏府病形》，为五积之一，属肾之积。《伤寒杂病论》认为多由肾脏寒水上逆或肝经气火冲逆所致，分列桂枝加桂汤或茯苓桂枝甘草大枣汤、奔豚汤以治。本例辨证为"少阴寒水之气结而成病"，故用温通达下之法。方中李根白皮主治"奔豚气逆"，是仲景奔豚汤中的主药之一，是以择而用之。

江　郁怒犯肝，经不顺行，乃逆而上泛，故每从口鼻而出，拟以解郁调经，清络和营为治。

紫丹参三钱　白茯神三钱　大生地四钱　山栀炭三钱　广郁金一钱半　远志筒一钱半　湖丹皮一钱半　川牛膝三钱　紫石英三钱紫降香八分　玫瑰花八分

评议：本例为"倒经"，得之郁怒伤肝，肝气上逆，遂使经不顺行所致。治用解郁凉肝、引血下行为法，颇为合适，所用药物，亦甚妥帖。《中医妇科学》（4版教材）清肝引经汤（当归、白芍、生地黄、牡丹皮、栀子、黄芩、川楝子、茜草、牛膝、甘草、白茅根），可以互参。

李　高年肝肾阴阳两虚，气化衰微，现因劳倦伤脾，虚气挟湿下注膀胱，以致水腑失职，小便频数短涩，便后酸痛，或有余滴。随症拟方，即希平复。

大熟地六钱　建泽泻二钱　肥知母二钱，盐水炒　油瑶桂八分怀山药四钱　湖丹皮二钱　川黄柏二钱，盐水炒　绿升麻四分　白茯苓三钱　山萸肉三钱　淡附片八分　软柴胡四分

评议：据证当属"淋证"范畴。盖淋证有虚有实、有寒有热，案中云"高年肝肾阴阳两虚"，乃虚证无疑。故方用知柏地

黄丸合附桂八味丸肝肾阴阳两补。加柴胡、升麻者，因"劳倦伤脾，虚气挟湿下注膀胱"，是以参东垣补中益气汤意，用以升提下陷之气。

邹　脾胃湿困，复加食积，运化失常，腹中胀痛，连及胸脘，蛔亦不安，即动而作痛矣。

南京术一钱半　紫川朴一钱　炒谷芽二钱　白雷丸八分　广陈皮一钱　本堂曲二钱　大腹皮一钱半　花槟榔八分　广郁金一钱　白茯苓二钱

评议：湿困、食积、蛔痛是腹中胀痛的原因，故处方三者兼顾，药用术、朴、陈、苓运脾化湿；雷丸、槟榔杀灭蛔虫；谷芽、神曲、腹皮、郁金消食导滞，合之共奏祛湿杀虫消食之功。

丁　老年命火衰微，气化不健，加之烦劳损气，以致小便短涩不通，仿金匮肾气丸法治之。

大蒸地六钱　山萸肉三钱　白茯苓三钱　怀牛膝三钱　怀山药三钱　湖丹皮二钱　福石少（泽泻）二钱　净车前一钱半　淡附片八分　油瑶桂八分

评议：本例"淋证"，其病因系肾气亏虚，命火衰微，以致水道不利而见小便短涩不通，与"癃闭"有别。方用金匮肾气丸、济生肾气丸合化，补中有通，药证甚为合拍。

阮　少阴之寒邪，从火化而为热，上挟君火以刑金，以致肺络受伤，故血从上衄；津液被劫，故大渴引饮；水停胃脘，则滞而为痰；气不清肃，则喘而难安。种种险症，非易治也。

细生地三钱　黑元参二钱　大麦冬二钱　北桔梗六分　京杏仁二钱　川贝母一钱半　天门冬二钱　生石膏三钱　肥知母一钱半　生甘草八分　马兜铃一钱半　山栀炭二钱　白茯苓二钱

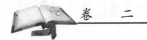

评议：火气刑金，肺络受伤而血上衄；火邪灼津，肺胃阴液耗损而见大渴引饮，方用增液汤合白虎汤复加清肺凉血宁络之品，洵为对路。惟"水停胃脘则滞而为痰，气不清肃则喘难安"，虽用杏、贝、桔梗化痰平喘止咳，似力所不逮，鄙意当加苏子、降香、莱菔子以增强降气平喘之力，且降香能引血下行而止吐衄，缪仲淳治血三要诀所谓"宜降气不宜降火"是也。

李　前因积滞，下痢红色多时，曾经医药见愈，近遇食积，复加郁怒伤肝，以致少阳失疏达，太阴失健运，而夙恙仍发，饮食无味，胸脘疼痛，方列下。

真川朴八分　山楂炭二钱　全当归二钱　晒冬术一钱半　炒枳实八分　广木香八分　酒白芍二钱　白茯苓二钱　软柴胡六分　玫瑰花八朵　炙甘草六分

评议：药用消食导滞，理气解郁，恰合病因病机，下痢腹痛效验可期。

叶　素多忧郁，肝脾受伤，木不条达，土失健运，是以气血凝滞，经脉不和，腹内疼痛，饮食无多，主以当归建中汤加味。

全当归二钱　川桂枝一钱　制香附一钱半　软柴胡八分　酒白芍二钱　炙甘草八分　元胡片一钱半　广木香八分　春砂仁八分　玫瑰花八朵　赤茯苓二钱　炒白术一钱半

评议：本例的病理症结在于肝郁脾虚，气血凝滞，故方用当归建中汤合白术、茯苓健脾养血，复加香附、柴胡、玄胡、木香、砂仁、玫瑰花疏肝理气，俾脾复健运之职，肝复条达之性，如是则纳减，腹痛可解。本方通补结合，灵动活泼，其制方法度，值得效仿。

曹　春初咳嗽见血，延至月余失音，右脉细弱，左脉弦数。

系金水衰微，木火无制，致成内损之症，主以加味紫苑汤。

　　西紫苑一钱半　北沙参三钱　黑驴胶二钱　京杏仁二钱　肥知母一钱半　白茯苓二钱　北桔梗六分　鸣蝉衣五个　川贝母一钱半　北五味六分　大麦冬二钱　炙甘草八分

　　评议：金水衰微，木火刑金而致的咳嗽见血、声音嘶哑，当属虚痨之证。药用沙参、驴胶、五味、麦冬滋养金水；紫苑、杏仁、桔梗、川贝化痰止咳；知母与贝母相配，功能清肺止咳；蝉衣、桔梗宣肺提音；茯苓、炙甘草健脾益胃。标本兼顾，堪称周密。然此等证在当时历史条件下，欲奏全功，实属不易。

　　应　咳嗽脓血，胸胁间隐隐作痛，脉象属实。此系风热湿食蓄积肺络，致成肺痈之症。

　　大力子一钱半　北桔梗八分　瓜蒌仁一钱半　款冬花二钱　苦杏仁一钱半　甜葶苈一钱半　冬瓜仁一钱半　紫降香八分　川贝母一钱半　毫花粉一钱半　西紫苑一钱半　生甘草八分

　　评议：肺痈相当于现代医学所说的"肺脓疡"。中医认为多由于外感风邪热毒，蕴结肺系，热壅血瘀，郁结成痈，久则化脓所致。《伤寒杂病论》用葶苈大枣汤、桔梗汤，《千金要方》出苇茎汤以治，意在清肺化痰，解毒排脓。值得一提是，李时珍《本草纲目》重用单味黄芩治之，颇值得借鉴。现代临床多用银翘散、千金苇茎汤加鱼腥草、黄芩、蒲公英、野荞麦根等，效果良好。本例处方用药，清热解毒似不够着力，有病重药轻之嫌。

　　李　痰湿夹食，阻滞中宫，脾胃受病，上不纳食，下不大便，以致秽浊之气弥漫三焦，邪正相搏，腹中绞痛异常，加之肝气横逆，胸胁痛而呕恶。脉象涩滞，舌苔厚腻。主以苦辛通降法。

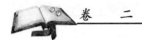
生锦纹一钱半　紫川朴八分　淡吴萸六分　水云连六分　江枳实八分　元胡索一钱半　川楝子一钱半

评议：本例的病变重心在于胃肠积滞，属阳明腑实之证，故处方用小承气汤通里攻下，配左金丸清泻肝火，和胃止呕，更合金铃子散清泄肝热、理气止痛。用药条理清晰，有的放矢，可望奏效。

狄　脉象弦紧，舌苔白滑，咳嗽稀痰，左胁下疼痛，似乎气阻情形，此名悬饮。拟以香附旋覆汤主之。

制香附二钱　紫苏子一钱　水法夏二钱　白茯苓二钱　覆花二钱　苦杏仁二钱　陈橘络一钱　炙甘草八分　紫川朴八分　紫降香八分

评议：悬饮乃《金匮要略》所述四饮之一，多因饮邪停留胸胁所致，临床以胸胁胀痛，咳唾痛增，气息喘急为主症。张仲景出十枣汤以治，意在下痰逐饮。试观本例症情，阮氏诊断为"悬饮"，似有可商之处，也许是类似"悬饮"之证。所用方药，与《金匮要略》有间，可做参考。

叶　胃乃阳土，受盛水谷，脾乃阴土，运化精微，现因饥饱劳倦，虽属伤脾，但胃气无碍，饮食如常，故能食而不能运。所虑者中土受戕，未免肝木侮之，每见厥气上逆，噫嗳不止，或呕吐原物酸水，将来恐成反胃噎膈之症，主以足太阴少阴治之。

怀山药四钱　大蒸地六钱　淡附片一钱　老生姜一钱半　白茯苓三钱　山萸肉三钱　油瑶桂一钱　大红枣五枚　西潞党三钱　水法夏一钱半　旋覆花三钱　代赭石三钱　炙甘草一钱

评议：处方乃附桂八味与旋覆代赭汤合化，意在补火生土，和胃降逆。惟案中所说："中土受戕，未免肝木侮之"，且症见呕吐酸水，分明木犯中土之象，故鄙意当加抑肝制酸如左金丸、瓦楞子、乌贼骨等品，似更周全。

余　咳嗽浊痰，口燥声嘶，脉象属虚，延久不治，恐成肺痿之症，议从手太阴主治。

海南参三钱　叭杏仁二钱　阿胶珠一钱半　西紫苑一钱半　麦门冬二钱　川贝母一钱半　瓜蒌仁一钱半　款冬花二钱　甜荸荠二钱　亳花粉二钱

评议：肺痿是指肺叶枯萎，以咳吐浊唾涎沫为主症的一种病症，多由燥热灼金，肺阴重伤，或病久伤气，肺中虚寒所致。《金匮要略》分别出麦门冬汤、甘草干姜汤以治，后世多有发挥，如喻嘉言的清燥救肺汤（人参、麦冬、桑叶、麻仁、杏仁、石膏、阿胶、枇杷叶、甘草）、《类证治裁》的紫苑汤（人参、桔梗、紫苑、茯苓、阿胶、知母、贝母、五味子），均可治疗燥热"肺痿"。本例阮氏也用滋阴润肺、化痰止咳的方药，诚属对证之治。

王　小便淋浊，如泔如脓，溺时痛楚异常。此系肝火下注，湿蒸热迫所致，拟以分清饮加味治之。

粉草薢二钱　白茯苓二钱　益智仁八分　台乌药八分　西草梢八分　九节蒲八分　肥知母二钱　川黄柏二钱　龙胆草一钱半　软柴胡八分　西琥珀八分

评议：本例系淋浊之证，肝火下迫，湿热流注是其病因病机所在。方用治疗淋浊的名方萆薢分清饮合龙胆泻肝清热之品，切中病机，方证颇为合拍。方中琥珀功擅利水通淋，用之甚妙。

洪　初夏感受寒暑夹湿，身体微寒壮热，四肢酸软沉重，口渴不欲饮，胸痞不能食，舌苔白滑，脉见浮紧，略兼涩滞，议从

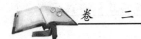

手足太阴主治。

　　茅山术一钱半　家苏叶一钱　生谷芽一钱半　六神曲一钱半　水法夏一钱半　佩兰叶一钱半　淡芦根八分　连皮苓二钱　紫绍朴一钱白蔻壳一钱　川通草六分

　　评议：外感暑邪为病，古有"阳暑""阴暑"之别，阳暑多系烈日劳作或长途跋涉感受暑热之邪；阴暑多为纳凉太过或涉水感受寒湿之邪。本例根据案中所述，乃"阴暑"无疑，故治法以散寒祛湿为主，方中茅术、半夏、佩兰、川朴运脾化湿；苏叶解散寒邪；白蔻壳宣通肺气，取"气化则湿化"之意；连皮苓、芦根、通草淡渗利湿；谷芽、神曲醒脾悦胃，消食导滞。合之共奏散寒化湿，祛除"阴暑"之功效。

　　应　三疟延至数月，脾阳困弱，复受湿邪袭肺，清肃无权，湿化热而为痰，火载气而上逆，喘嗽渴饮，汗多自利，阴阳两伤，邪热益炽，即疟邪变成湿温，互相为虐矣。拟以三仁汤加味治之。

　　苦杏仁一钱半　飞滑石三钱　紫川朴八分　淡芦根钱半　白蔻仁八分　水法夏一钱半　白通草八分　连翘壳钱半　生米仁三钱　淡竹叶一钱半　生谷芽一钱半　生竹茹钱半

　　评议：三仁汤是《温病条辨》治疗湿温初起的名方，功能疏利气机，清热利湿，其着重点在于"宣通肺气"，所谓"气化则湿化"是也。本例疟疾湿温相互为患，阮氏用三仁汤加味，意在宣畅肺气，清化湿热，而不专事治疟，确是抓住了病理之关键，效果可期。阮氏精通温病之治，于此可见一斑。

　　陈　高年君火衰微，中土虚寒，阳光逊位，阴寒得以上僭，膈气被结，胀痛难安。诊得脉象沉迟，舌苔白滑，若非热补通阳，焉能取效。

东洋参一钱半　川桂枝一钱半　高良姜一钱半　紫川朴一钱　焦处术一钱半　川椒肉一钱半，炒，去目　制香附一钱半　江枳实一钱　白茯苓三钱　淡附片一钱半　广陈皮一钱半　炙甘草八分

评议：脉象沉迟，舌苔白滑，阴寒之象毕露，其病机为"君火衰微，中土虚寒"，故以温补通阳为法，药用桂枝、川椒、附子温阳散寒；参、术、茯苓、炙草乃四君子汤，功在补益脾气；良姜、香附为良附丸、温中止痛之效显著；川朴、枳实、陈皮理气宽中。合之共成温阳散寒、理气止痛之剂，与证颇相吻合，当可收效。

李　一阴一阳，邪火上升，结成喉风之症。拟以利咽解毒汤加味治之。

青防风八分　牛蒡子一钱半　黑元参一钱半　川贝母一钱半　川豆根一钱半　北桔梗八分　大麦冬一钱半　生甘草八分　川通草八分　绿豆一撮

评议：一阴为厥阴肝，一阳为少阳胆。肝胆之火夹风热外邪上干清窍，结成喉风之症，治以疏风解毒、养阴清火，方依法立，药随方遣，诚得之矣。

许　湿郁阳明厥阴，久而化热，阳络伤，上致口鼻衄血；阴络伤，下致大便泻血。今上部血止，下部未平，舌苔中黑边白，脉象沉数。拟以渗湿断下，合白头翁汤治之。

臭椿皮三钱，炒　银花炭一钱半　山楂炭三钱　炒黄柏一钱半　苍白术各一钱　地榆炭一钱半　赤茯苓三钱　洁猪苓一钱半　白头翁二钱　西秦皮一钱半　水云连一钱半　广木香八分

复诊　大便时腹痛，里急后重，恐成滞下之象。再拟升阳益

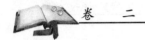
胃合散火汤治之。

西洋参五分　水法夏五分　建泽泻五分　软柴胡五分　生处术五分, 生炙　甘草五分　青防风五分　生白芍五分　生叙芪五分　广陈皮五分　香独活五分　绿升麻五分　古涌连五分　白茯苓五分　川羌活五分　粉葛根五分

评议：湿郁化热，阳络伤为之衄血，阴络伤为之便血，今上部血止，下部未平，且伴有腹痛、里急后重，似属血痢之证。白头翁汤是仲景治疗热痢的名方，而其他各药如山楂炭、地榆炭、木香等，治痢亦常取用。

卓　产后瘀血凝滞，积成癥瘕，以致肚腹疼痛，红潮失信，延久不治，将来恐成难孕育矣。

当归须三钱　制香附二钱　元胡片二钱　台乌药一钱　春砂仁八分　京三棱钱半　广陈皮一钱　炙甘草八分　广木香八分　篷莪术钱半　紫绍朴八分

评议：产后常留瘀，《傅青主女科》在论述产后腹痛时指出："先问有块无块"；又在《产后总论》中告诫说："大抵新产后，先问恶露如何"。可见古人对产后瘀血为患十分重视。本例产后瘀血凝滞积成癥瘕，以致腹痛，经信失常，此等病证，切勿等闲视之。阮氏用活血化瘀、攻坚消积之法治之，遣药丝丝入扣，足资参考。

孙　经期当风浣衣，风湿袭伤脉道，经络不和，营卫有碍，气化不得流通，以致周身浮肿，若非表里兼治，内外分消，焉能见愈。

川羌活八分　紫川朴八分　桑白皮一钱半　生姜皮钱半　青防风八分　家苏叶八分　广陈皮一钱半　西琥珀八分　茯苓皮三钱　水

法夏一钱半　大腹皮三钱，酒洗

评议：是患当属"风水"，得之于风湿侵袭，肺气失于宣降，不能通调水道，水湿潴留体内，出现周身浮肿。案中虽未言及小便不利，当可想而知。阮氏用五皮饮加羌活、防风、苏叶之属，意在外解表邪，内利水湿，表里兼治，内外分消，浮肿自当消退。方中琥珀功在通利小便，用之甚妙。笔者经验，《金匮要略》麻黄连翘赤小豆汤对"风水"亦颇适合，可以互参。

柳　肝肾阴亏，浮阳上越，清窍蒙闭，致有耳鸣耳聋等症，理宜补肾纳气，兼以通窍为治。

大蒸地六钱　北五味八分　白茯神三钱　远志筒钱半　金琐阳三钱　酥龟板八钱　怀牛膝三钱　九节蒲八分　灵磁石三钱　山萸肉三钱　巴戟肉三钱　女贞子三钱

评议：此等病症，临床十分常见，一般多用耳聋左慈丸（地黄、萸肉、山药、丹皮、茯苓、泽泻、柴胡、磁石），然效果不够理想。阮氏处方虽步耳聋左慈丸之意，但加强了补肾填精之力，并佐用菖蒲、远志以通窍强志，如是配伍，效果有望提高，值得效法。

苏　郁伤肝脾，土乏健运，木失疏达，乃水谷之精微滞而为湿为痰，兼之营卫不和，寒热往来，胸膈痞闷，饮食无多，皆由多郁致病也。

生香附一钱半　抚芎劳一钱半　紫川朴八分　茅苍术一钱半　生山栀五枚　六神曲一钱半　水法夏一钱半　广郁金钱半　茅山术一钱半　家苏叶八分　白茯苓二钱　玫瑰花八朵

评议：朱丹溪尝谓："气血冲和，万病不生，一有怫郁，诸病生焉。故人身诸病，多生于郁。"试观本例，病起于怫郁，遂

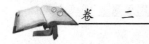

令肝脾受伤，木失条达之性，脾失健运之职，如是则"六郁"（丹溪语）成矣。方用越鞠丸加味，可谓抓住要害，切中肯綮。

　　章　食伤脾胃，化纳失常，以致枢转不灵，气机阻塞，痞胀腹痛，大便或泻或滞，治法拟方于下。

　　红谷芽三钱　广藿香钱半　广陈皮钱半　大腹皮钱半　白茯苓三钱　南京术钱半　益智仁钱半　淡吴萸八分　水法夏钱半　紫川朴八分　杭青皮钱半　炙甘草六分

　　评议：食伤脾胃而见痞胀腹痛，大便或泻或滞，方用平胃散合二陈汤加味，意在平胃消食，理气化滞，诚为合法。方中益智仁、吴萸温中止泻，谅患者平时中土偏于虚寒，易伤饮食，故消中兼补，兼顾体质，乃辨证与辨体论治结合的佳案。

　　李　肝肾阴虚，少阳风火上升，头目眩晕，腮颊肿痛，当从本经主治。

　　杭菊花钱半　蔓荆子一钱　黑元参钱半　生甘草六分　明天麻一钱　女贞子三钱　西洋参八分　苏荷叶六分　生白芍钱半　石决明三钱

　　评议：头目眩晕，是由阴虚风动所为，腮颊肿痛，乃少阳风火上扰使然。故治法以滋阴息风、凉肝清火为主。不用普济消毒饮者，因其"发颐"非外感热毒所致也。

　　郑　郁怒伤肝，经水不调，瘀血凝滞络脉，积成癥块，气机被遏，上致胸膈胀痛，下致小腹刺痛，理宜通经活血，兼理气为治。

　　紫丹参三钱　红猩绛六分　玄胡片钱半　紫沉香六分　生香附钱半　湖丹皮钱半　川楝子钱半　杭青皮钱半　旋覆花钱半　粉赤芍钱半　当归须三钱　青葱管三茎

评议：朱丹溪倡导气血痰郁四伤学说，作为杂病辨治的总纲。试观本例，因郁怒伤肝，气血失却冲和，气滞血瘀为患，是以经水不调，癥块，胸膈胀痛，小腹刺痛诸症所由来也。阮氏针对病理症结所在，以理气解郁，活血祛瘀为治，方用《金匮要略》治"肝着"的旋覆花汤合金铃子散加味，药证合拍，效验有期。另，旋覆花汤中猩绛一味，现代多用茜草代替。

罗　《经》云：八脉丽于肝肾。今因产后调养失宜，内伤肝肾，致冲任约制无权，经水时常走漏，治宜温补固摄为主。

凤记参钱半　淡附片八分　白归身二钱　阿胶珠二钱　炒处术二钱　油瑶桂八分　酒白芍二钱　熟地炭三钱　炙叙芪三钱　炙甘草八分　大川芎一钱　艾叶炭八分

评议：本例系产后"经漏"，案中指出其病因病机为"产后调养失宜，内伤肝肾，致冲任制约无权"，病位在于肝肾及其所隶属之冲任。药用一派温补肝肾，固摄冲任之品，融"塞流、澄源、复旧"于一方，诚属对证之治。阮氏精于妇科，于此可见一斑。

叶　产后食伤脾胃，略感风邪，致眼胞上下以及面部浮肿，当从足太阴阳明主治。

川桂枝八分　青防风八分　南京术钱半　紫川朴八分　炒白芍钱半　炙甘草八分　广陈皮一钱　炒谷芽二钱　炒山楂二钱　腹皮绒一钱, 酒洗　生姜三片　大枣三枚

评议：内伤饮食，外感风邪，致营卫不和，脾胃积滞，遂使面部浮肿，方用桂枝汤解肌散邪，调和营卫；平胃散加谷芽、山楂平胃消食；复加腹皮绒，行气消肿。处方用药紧扣病机，且融经方时方于一炉，阮氏熟谙经典著作，广采博览历代医籍，其多

读、多思、多用的治学精神，很值得吾侪学习。

柯　温邪伤于脾肺，久而化热，阴液被劫，舌红口渴，气喘痰鸣，此棘手之症，勉从手足太阴施治。

京杏仁二钱　鲜杷叶一幅，刷净毛　杭菊花一钱　生甘草八分
川贝母钱半　鲜石斛三钱　鲜桑叶五幅　篦竹沥三匙

评议：叶天士说："温邪上受，首先犯肺"。本例为肺卫感受邪热，津液受劫，而见舌红口渴，气喘痰鸣，类似于现代所说的"肺炎"，病情不轻，故阮氏谓"棘手之症"。观其处方，有病重药轻之嫌。鄙意麻杏石甘汤加银花、连翘、鱼腥草、芦根、米仁、冬瓜仁、麦冬之属以清热解毒，化痰平喘，兼甘寒以生津，似更合辙。

黄　肝脾郁悒，经脉不和，以致背胀腹痛，饮食不得如常，拟以当归桂枝汤合平胃散加味治之。

西当归三钱　炒白芍钱半　川桂枝钱半　炙甘草八分　南京术钱半　广陈皮一钱　紫川朴八分　广郁金钱半　鹿角屑三钱　玫瑰花八朵　生姜三片　大枣三枚

评议：以方测证，当属脾运失健，肝血不足，经脉不利之证，得之于郁悒内伤。方以玫瑰花、郁金疏肝解郁；鹿角屑功在温肾益精，此证用之，其意不解。

罗　小儿痘麻后脏腑空虚，因食笋菜鱼腥等，致鲜发之气乘虚内陷，每逢春夏或食原物，是以同气相感，发为瘰疬，痒搔难堪，或发或止，成为痼疾。拟以苦参丸法治之。

北苦参钱半　黑元参钱半　老酒一杯，冲服　炒山栀钱半　青防风一钱　水云连八分　制锦纹一钱　江枳壳一钱　香独活一钱　淡黄芩八分　白甘菊一钱

评议：案中所说的"瘰疬"，类似于现代医学"荨麻疹"，乃过敏性疾病。方中防风、独活、甘菊祛散风邪，芩、连、山栀、玄参清热解毒，苦参燥湿止痒，与此等证，确有良效。方中锦纹，功擅泻下热毒，意在导邪以出路，阮氏匠心独运，用得甚妙。用酒者，以行其药力也。

　　谢　湿热下注大肠，化物有碍，传导失常，大便时腹痛后重，或红或白，致成滞下之症。治宜渗湿断下，斯为合法。

　　臭椿皮三钱　赤茯苓三钱　地榆炭钱半　紫川朴八分　南京术钱半　山楂炭三钱　洁猪苓钱半　香连丸八分，吞送　炒黄柏钱半　银花炭钱半　煨葛根八分

　　评议：治疗湿热痢，一般多用白头翁汤、葛根黄芩黄连汤之类。本例用药别具一格，尤其是椿根皮之用，比较鲜见，值得借鉴。

　　蒋　湿困中宫，脾胃受戕，木凌土位，知饥而不能食，虽食而不能运，故有假消痞胀之病。治宜调中化湿，佐以泻肝法。

　　紫川朴一钱　广陈皮一钱　生谷芽二钱　水法夏二钱　南京术钱半　炙甘草八分　大腹皮钱半　白茯苓二钱　水云连六分　淡吴萸六分

　　评议：本例集平胃散、二陈汤、左金丸于一方，功能运脾化湿，泻肝和胃，对于湿困中宫，木凌土位所致的胃脘痞胀、食谷不消等症，颇为适合。

　　施　后天脾胃之伏毒，因时行疫疠之气，以致夹发痘疮，名曰天花。夫痘宜稀朗气血调和为吉，今观窠粒稠密，顶陷则气虚，色紫则血热，未免凶多吉少。况年届五旬，精力衰微，兼之胃钝食少，热蒸喉痛，若非凉补兼施，而安能托毒化浆乎？

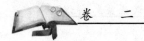

先以犀角用开水磨汁，服三匙，再服后方。

西洋参一钱　鲜生地三钱　牛蒡子钱半　南山楂八粒　生叙芪钱半　川贝母钱半　河南花钱半　生甘草八分　炒僵蚕八分

评议：辨痘疮（天花）的预后吉凶，前人积累了丰富经验，一般是从分布密度，颜色，形态等方面予以判断，本例对此有精当的辨析。至于处方用药，清补兼施，意在扶正托毒，使邪毒不至深陷，方可转危为安。

郑　风湿阻滞经络，气不宣畅，周身痹痛，四肢行动不得如常。营卫不和，时常寒热，邪郁肌腠，肤表发出如疹如疥，舌苔半红半白，脉象浮数，拟以九味羌活汤加味治之。

川羌活一钱　青防风一钱　香白芷一钱　小川芎一钱　南京术钱半　淡黄芩一钱　细桂枝一钱　紫川朴八分　北细辛八分　细生地三钱　汉防己钱半　生甘草五分

评议：九味羌活汤功能发汗祛湿，兼清里热，临床多用于风湿伤表，内有郁热的感冒或痹症，其与羌活胜湿汤（羌活、川芎、独活、藁本、防风、蔓荆子、甘草）的作用同中有异，应用时需注意辨别。

张　产后过食辛味燥热，发动亢阳，血随清道而上溢，故有鼻衄之症。治宜凉血镇逆为主。

细生地四钱　生白芍二钱　川牛膝三钱　白茯神三钱　黑元参三钱　紫丹参三钱　川藕节三钱　紫石英三钱　湖丹皮钱半　广郁金钱半　山栀炭三钱　降真香八分

评议：缪仲淳治吐血有三诀："宜行血不宜止血，宜补肝不宜伐肝，宜降气不宜降火。"本例衄血亦循此而治。方中生地、白芍、元参柔肝，丹皮、牛膝、丹参、郁金行血，降香、石英降气。此阮氏活用缪氏"三诀"之实例也。

陈　年经四旬，艰于孕育，每多忧郁，内损肝脾，致冲任失职，经水愆期而减少，兼有腹痛背胀。暂发寒热等症。拟以逍遥散加味治之。

生处术钱半　酒白芍二钱　软柴胡八分　生香附钱半　全当归二钱　白茯神二钱　炙甘草八分　广郁金钱半　苏薄荷六分　玫瑰花八朵　春砂仁八分　合欢皮三钱

评议：妇人不孕，情绪抑郁是常见的病因。盖郁伤肝脾，致肝失条达，气机不畅，血行阻滞；脾失健运，化源不充，营血亏虚；势必影响冲任而引起月经不调，不孕所由作矣。逍遥散之用，良有以也。然则必须怡情悦志，方能取效，徒守药饵，未足恃也。"药逍遥，人不逍遥，亦属无功"。此之谓也。鄙意处方还可参合越鞠丸，效当更好。

狄　咳嗽见血，延久成痨，以致金枯水竭，其音渐失。拟金水并进法。

海南参三钱　川贝母钱半　生龟板六钱　冬虫草钱半　大麦冬二钱　黑元参二钱　女贞实四钱　驴皮胶二钱　叭杏仁二钱　大生地四钱　龙牙燕二钱

评议：此为"痨瘵"（肺结核）重证，病已发展至"金枯水竭"，其预后恶劣可知。治用金水相生之法，这是当时治疗本病之套路，然效果多不理想。现在提倡辨证施治与辨病施治相结合，在当时条件下，实难为之，以致本病的死亡率甚高，所谓"十痨九死"，值得深刻反思。

王　胎前受暑，湿热挟胎火下陷营分，成为血痢，邪搏正虚，以致小产，血脉走漏太多，未免虚而尤虚，是以阴亏则生内

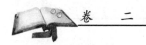

热，手足心燔灼，大便燥结，背胀腹痛，兼有痔疾。拟用当归四逆汤加味治之。

全当归四钱　生白芍钱半　北细辛八分　细生地四钱　川桂枝钱半　炙甘草八分　黄木通八分　金银花三钱　火麻仁三钱　淡枯芩钱半　广木香八分

评议：当归四逆汤系《伤寒论》方，功能温经散寒，养血通脉，主治血虚有寒而见四肢逆冷。对照本例症状和病因病机，与当归四逆汤证大相径庭，似属败笔。是辨治有误，抑或抄录有错，不得而知，存疑待考。

蔡　温邪劫阴，阳明燥气偏盛，以致身体壮热，大渴引饮，脉来洪数，舌苔黄燥，治宜清热泻火为主。

粉葛根钱半　鲜竹茹钱半　炒山栀二钱　川通草八分　亳花粉二钱　净连翘二钱　金银花二钱　鲜芦根四钱　淡竹叶钱半　霜桑叶一卷

评议：据案中所述，本例当属阳明经热，津液被劫，阮氏用清热泻火，法虽不错，但观其方药，有病重药轻之嫌。鄙意应按《伤寒论》阳明经证论治，方用白虎汤加甘寒养液之品，或用玉女煎亦可，未识当否？

余　痰湿凝滞肝络，嗽时左胁下触痛，或牵制胸膈亦痛，脉象弦紧，舌苔白滑，拟以香附旋覆合温胆汤治之。

制香附钱半　苦杏仁钱半　白茯苓二钱　炒枳实六分　旋覆花钱半　陈橘络八分　炙甘草六分　紫川朴八分　紫苏子八分　水法夏钱半　篁竹茹一丸　紫降香八分

评议：胁肋是肝经循行部位，痰湿凝滞肝络，是以咳则左胁下触痛。《素问·咳论》有"五脏六腑皆令人咳"之谓，指出

"肝咳之状，咳则两胁下痛，甚则不可以转，转则两胠下满"。对照本例，当属肝咳无疑。因其病因为痰湿，病位为肝络，故阮氏用香附合温胆汤疏肝通络、祛痰化湿治之，可谓切中窾要。

杜　奇脉不和，经水愆期，来时背胀腹痛，其色或紫或淡，拟用乌药散加味治之。

全当归三钱　台乌药八分　抚芎劳钱半　原红花八分　制香附钱半　春砂仁八分　真川膝二钱　炙甘草八分　元胡片钱半　油安桂八分

评议：本例系"月经后期""痛经"相兼为患，其病要是冲任寒凝，气血瘀滞，故以温经散寒、行气活血为法，用药稳当妥帖。鄙意《金匮要略》温经汤（吴萸、当归、川芎、芍药、人参、桂枝、阿胶、丹皮、生姜、甘草、半夏、麦冬）和《妇人良方》温经汤（当归、川芎、芍药、肉桂、莪术、丹皮、人参、牛膝、甘草）亦可择用。

林　小产后瘀血夹湿凝滞络脉，兼之寒邪袭伤肺肾，金水受病，肝阳内扰，上致喘嗽痰血，下致小腹疼痛，治宜降气除痰，通络和营为主。

苦杏仁钱半　瓜蒌仁钱半　紫降香八分　广橘络八分　西紫苑钱半　川贝母钱半　紫沉香八分　白茯苓二钱　紫丹参二钱　广郁金钱半　紫茜草八分　玫瑰花八朵

评议：方中杏仁、蒌仁、紫苑、川贝化痰止咳，沉香、降香降气平喘，丹参、郁金活血通络，茜草凉血止血，玫瑰花舒肝解郁，共奏降气除痰，通络和营之功。惟所用方药，与案中所述病因病机，似欠合辙，是其不足之处。

赵　经来迟早，背胀腹痛，脐之四傍似有瘕聚情形，皆因奇

脉不和，血凝气滞故也。近兼受寒咳嗽，治宜依症立方。

红猩绛八分　青葱管三茎　生香附钱半　鸡冠苏八分　旋覆花钱半　当归须一钱半　广郁金钱半　光杏仁钱半　冬前胡八分　陈橘络八分

评议：患者系癥瘕积聚痼疾，乃气滞血凝使然，以致月经失调，背腹痛。近因感寒咳嗽，是肺失清肃所为。方用《金匮要略》治疗"肝着"的旋覆花汤加香附、归须、郁金，意在活血通络，为癥瘕积聚而设；复用杏仁、前胡、橘络化痰肃肺，配合苏叶解表散寒，为感寒伤肺而施。乃新病旧疾兼治，法虽妥帖，恐难奏速效也。

李　湿邪初起，误食补品，致三焦络脉阻滞，血不循经，故从清道上泛而鼻衄，由浊道上溢而吐出，几致成盆。幸今邪热虽退，而阴液大伤，若非养液复脉，别无良法。

海南参三钱　川郁金八分　大麦冬二钱　炒侧柏钱半　驴胶珠二钱　川藕节三钱　怀牛膝三钱　紫降香八分　大生地四钱　白茯神二钱　紫丹参二钱　黑元参二钱

评议：本例系营热阴伤，血液妄行之证，所幸邪热已退，而正虚较甚，故阮氏用养阴复脉以扶正固本，佐以侧柏、藕节凉血止血，淮牛膝引血下行。若邪热炽盛，当用清营凉血之法，如清营汤、犀角地黄汤之类。

柯　湿壅中焦，弥漫上下，恶寒身热，缠绵不已，致成湿温。仿吴氏三仁汤加味治之。

白蔻仁八分　苦杏仁钱半　生米仁三钱　飞滑石三钱　淡竹叶钱半　水法夏钱半　川朴花八分　川通草八分　生谷芽钱半　淡芦根二钱

评议：吴鞠通治疗湿温，很重视宣畅肺气，所谓"气化则湿化"是也。三仁汤系《温病条辨》方，功能宣肺利气，清热渗湿，药虽平淡无奇，但对湿温初起，症见面色淡黄，胸闷不饥，午后身热、苔白不渴，脉濡等，颇为适合。本例恶寒身热缠绵不已，是湿性黏腻，与热相搏，如油入面，胶结难解故也。三仁汤用之，恰合病因病机。

叶　昔因崩漏之后，继以白带绵绵，腰痛背胀，肢体倦怠。现因风伤食积，湿淫于内，白带愈多则腰背愈胀。若不调理，恐成内损。

炒处术二钱　白茯苓二钱　炒谷芽二钱　鹿角霜三钱　南京术钱半　广皮白一钱　炒米仁三钱　煅龙骨二钱　水法夏钱半　紫川朴八分　补骨脂二钱　炙甘草八分

评议：患者崩漏、带下相继而作，已见腰痛背胀，肢体倦怠，冲、任、督、带亏虚明矣。近因风伤食积，湿淫于内，致病情加剧，实属虚实兼夹，以虚为主的病证，若不及时调理，势必发展为"虚损"之证。盖冲、任、督、带丽于肾，故以补肾为治本之法，鹿角、补骨脂所以用也；又脾之运化，脾运失职，湿由而生，此白带愈多所由来也。故用二术、苓、广皮、米仁、半夏、川朴、谷芽健脾化湿，以杜生湿之源；复用龙骨固涩止带。此案对临床治疗脾肾两虚而致带下的用药思路，很有启迪作用，值得细玩。

丁　高年肾中水火衰微，脾阳不运，湿壅痰阻，焉能化精纳气，故多喘嗽之症。仿金匮肾气丸法治之。

熟地黄四钱　山萸肉二钱　建泽泻二钱　怀牛膝二钱　原怀药三钱　湖丹皮钱半　白茯苓三钱　净车前一钱　淡附片一钱　油瑶

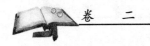
桂一钱　补骨脂二钱，核桃仁二枚同捣

评议："脾为生痰之源，肺为贮痰之器"，而肾主水，又主纳气，故高年痰饮喘咳之病，多由肾虚脾衰所致。《金匮要略》云："夫短气有微饮，当从小便去之，苓桂术甘汤主之，肾气丸亦主之"。前者重在温中健脾，后者重在温补肾阳。本例肾阴肾阳式微，脾阳亦衰，故用肾气丸温补肾阳为主，俾火能生土，如是则脾肾复职，痰饮喘咳自可消弭。

王　湿扰中阳，胸膈痞闷，食之则胀，不食则消，经来或紫或淡。系土衰木强，湿滞血凝故也。

广陈皮一钱　生米仁三钱　南京术钱半　当归须钱半　紫川朴八分　生谷芽二钱　炙甘草八分　制香附钱半　代代花十八朵

评议：土衰木强，理应培土抑木，方中白术、陈皮、米仁、炙草、谷芽是也；湿滞血凝，自应化湿活血，方中川朴、米仁、陈皮、归须是也。用香附、代代花者，因活血需要行其气，气行则血行是也；化湿亦应展其气，气化则湿化是也。况症见胸膈痞闷乎？

江　病后气血两虚，腠理不固，风寒湿之邪袭伤经络，右手以及背部麻木酸痛，举动不得如常，拟用三痹汤治之。

炙黄芪三钱　西秦艽钱半　全当归二钱　大蒸地四钱　川万断二钱　青防风钱半　抚芎劳一钱　川桂枝钱半　香独活二钱　北细辛一钱　酒白芍二钱　白茯苓三钱　炒杜仲二钱　东洋参钱半　炙甘草八分

评议：《素问·痹论》云："风寒湿三气杂至，合而为痹也"。患者气血两虚，腠理不密，风寒湿之邪乘虚侵入经络筋骨，以致出现麻木酸痛举动不能自如等症，显属"痹症"。析其处方，以参、芪、苓、地、归、芍、芎补气养血以扶正固本；芄、防、独、桂、细辛祛风散寒，且风药能胜湿邪；杜仲、续断强筋壮骨，补益腰肾。诸药想配，而达扶正祛邪之目的，其病可愈。

钟　咳嗽见血，系寒邪伤于肺络致病，拟方于下。

西紫苑钱半　鸡冠苏八分　紫丹参二钱　瓜蒌皮钱半　丝瓜络钱半　光杏仁钱半　广郁金钱半　瓜蒌仁钱半　川贝母钱半　川藕节二钱　降真香八分

评议：寒伤肺络，咳嗽见血，与"肺痨"咯血病因病机大相径庭，前者系外感，后者属内伤，故治法迥异。方中苏叶解散寒邪；紫苑、杏仁、川贝、瓜蒌化痰止咳；藕节散瘀止血；丹参、丝瓜络、郁金祛瘀宁络，此即缪仲淳治吐血"宜行血不宜止血"之意。妙在用降香沉降药，引血下行，亦即缪仲淳"宜降气不宜降火"之训。此案对于血证治疗，不无参考价值。

阮　脉实，舌苔黄腻，症见泄泻，呕恶不食，中阳不达四肢，则手足麻木胀痛；浊邪上干，则头目眩晕，胸膈痞闷；邪气外蒸，则肤表悠悠发热。皆因湿食蕴积脾胃所致。先宜调理中州，续后再商。

藿香叶八分　新荷叶八分　生谷芽钱半　萝卜络八分　佩兰叶八分　粉葛根八分　大豆卷钱半　白蔻仁八分　水法夏钱半　带皮苓二钱　白通草八分　紫川朴八分

又诊　湿已化热，邪经透达，但胸痞不食，身热口渴再治耳。

连翘壳二钱　瓜蒌皮二钱　生谷芽二钱　生山栀钱半　淡竹叶钱半　生竹茹二钱　鲜芦根四钱　广郁金八分　炒枳实四分　真川朴四分　川通草四分

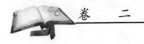

评议：本例类似现代所称的"急性肠胃炎"。阮氏已点出其病因病位为"湿食蕴积脾胃"。据其舌脉，显属邪盛之证。所用方药，乃芳香化湿为主，兼淡渗利湿，佐消食导滞。前后二诊，组方灵动活泼，深得温病学派用药之特点，可师可法。

余　湿伤脾阳，四肢倦怠，饮食无味，拟调中化湿法。

白茯苓三钱　汉苍术二钱　广陈皮钱半　水法夏二钱　紫川朴一钱　炙甘草八分　红谷芽三钱　广藿香钱半　生米仁三钱

评议：方用二陈、平胃合化，又仿藿朴夏苓汤之意，对寒湿伤及脾阳之证，诚为的对。若湿已化热，治法又当别论。

程　多食生冷瓜果，以及粉食等，有碍脾胃，以致腹中疼痛，食减便溏，主以消食调中法。

本堂曲二钱　炒谷芽三钱　白茯苓三钱　广藿香钱半　南山楂三钱　淡吴萸八分　扁豆仁三钱　陈皮丝一钱　紫绍朴一钱　南京术钱半　炙甘草八分

评议：伤食腹痛便溏，临床较为常见，儿科尤为多见。观其用药，系保和丸化裁，可谓箭无虚发。若夏月病此，鄙意六和汤（砂仁、半夏、杏仁、人参、白术、甘草、藿香、木瓜、厚朴、扁豆、赤苓）亦可选用。

郑　前患目疾，过服苦寒，冰伏胃气。今因湿食停积上脘，膈气被郁，致清阳不达，上窍蒙闭，是故蓦然昏厥矣。当从中上主治。

半夏曲二钱　白茯苓二钱　紫川朴一钱　紫苏梗一钱　炒枳实一钱　九节蒲八分　广郁金钱半　生香附钱半　汉苍术钱半　广陈皮钱半　炒谷芽二钱　炙甘草八分

评议：本例当属"食厥"。盖食厥为厥证之一，多因暴饮暴食，脘膈阻塞，清阳不达，神窍蒙闭所致。治疗一般以和中消导为主，方如平胃散、保和丸之类，本例即循此而治。鄙意苏合香丸必要时亦可择用，以增加解郁化浊，芳香开窍之功。

张　血海空虚，冲阳上逆，每致右胁刺痛，或牵引心胸，以及左胁间，亦痛而难堪。当从养血降气主治。

全当归三钱　炙甘草八分　淡吴萸八分　紫丹参三钱　酒白芍三钱　紫沉香八分　广郁金钱半　紫石英三钱　紫瑶桂八分　川椒肉八分,炒

评议：案中所谓"冲阳上逆"，据其药用瑶桂、川椒、紫石英之类，其病机当属肾脏虚寒，真阳失纳而上浮，故用引火归源之法。若相火肆逆，断不可用大温大补之品以助纠为虐。

林　寒邪伤于手太阴经，气不宣畅，痰嗽胁痛，脉来弦紧，舌苔白影。宜以开肺主治。

紫苏叶八分　苦杏仁钱半　北桔梗八分　广橘红八分　水法夏钱半　箪竹茹钱半　广郁金八分　炙甘草八分　白茯苓钱半　炒枳实八分

评议：寒邪伤肺而见咳嗽胁痛，属寻常的外感之证，故用辛温解表的香苏饮加减以治。鄙意可加橘络，与郁金相配，增强通络止痛之效。

余　奇经跷维督带不和，冲任失职，诸络之血，不得交充血海，所以月事当期，血不循序流行，凝滞脉道，阻遏气机，以致筋掣酸楚，肚腹绞痛，呕恶冲心，直待期过之后，诸症悉平，此乃暗经之病也。脉来紧涩，舌苔红润，理宜通络活血为治。

当归须四钱　旋覆花钱半,包煎　元胡索钱半　淡吴萸八分　酒白芍钱半　红猩绛八分　北细辛八分　炙甘草八分　川桂枝钱半

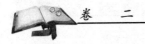

制香附钱半　黄木通八分　生姜三片　青葱管三支

评议：暗经，一般是指妇人终身不见月经而能孕育者。本案所谓"暗经"，当指经期不见经水，而有经期反应者。凭症参脉，笔者以为系属"闭经"合并"痛经"为患，其病机阮氏以明确表述。所要留意者，处方用药乃《金匮要略》旋覆花汤合温经汤化裁，洵为的对，这是阮氏活用经方的范例，很值得借鉴。

柯　湿闭阳明道路，气机阻塞，枢转不灵，上不受纳，下不通便，是故胸痞腹胀，所由作矣。

苦杏仁三钱　藿香梗钱半　炒枳实八分　山楂末三钱　萝卜络钱半　广郁金钱半　制川朴八分　冬瓜仁三钱　生谷芽二钱　大腹皮钱半　白蔻仁八分

评议：胃居中焦，乃气机升降之枢纽，今为湿闭，以致枢机不灵，气机不畅，是以痞胀等症由是而作。治以宣闭化湿，斡旋中州为法，选药轻灵可喜，诚得温病学派用药之真谛。

王　经期感受风湿，胃膈痞闷，饮食无味，小腹疼痛，月水淋漓不止，身体微寒微热，脉来浮涩，舌苔白腻。拟以疏风化湿，兼调经法。

青防风八分　南京术钱半　紫川朴八分　佩兰叶八分　久陈皮钱半　赤茯苓三钱　广藿香八分　泽兰叶八分　制香附钱半　白蔻仁八分　玫瑰花八朵　炒艾叶八分

评议：疏风化湿之药跃然纸上；调经取泽兰叶、艾叶、香附、玫瑰花，意在暖宫散寒，理气活血。药中鹄的，效验可待。

陈　内风挟湿上攻，蒙闭清阳，至头旋眼黑，如天摇地动之状，脉左弦右涩，舌苔白滑。《经》云：诸风眩掉，皆属肝木。主以扶土抑肝法。

晒冬术钱半　广陈皮一钱　白茯苓二钱　明天麻钱半　南京术钱半　水法夏二钱　紫川朴八分　薏苡仁三钱　炙甘草八分

评议：析其处方，乃二陈、平胃合化，鄙意选用半夏白术天麻汤，似更合适。

鲍　青年寡居，心志不舒，忧思伤脾，郁怒损肝，乃血脏受病，而奇脉不和，以致月事愆期，带浊淋漓不止，兼之背胀腹痛，头目眩晕。若夫崇求药力，恐难奏效，必须静养怡情，可冀痊安。

全当归二钱　春砂仁八分　晒冬术二钱　炙甘草八分　玫瑰花八分　白茯神二钱　明天麻八分　抚芎䓖一钱　酒白芍二钱　生香附钱半　北柴胡八分　威喜丸三钱，吞送

评议：方中威喜丸出《圣济总录》，由茯苓、黄蜡加工而成，主治梦遗、白浊等症。然本例病证得之情志内伤，必须怡情悦志，方能得愈。"心病需要心药疗"，此之谓也。

梁　高年食伤脾胃，痞胀腹痛，土病木侮，嘈杂刻饥，脉左弦右涩，舌苔厚腻，主以消化和中法。

炒谷芽三钱　半夏曲二钱　南京术三钱　紫川朴一钱　南山楂三钱　炙甘草八分　广藿香钱半　本堂曲二钱　白茯苓三钱　广陈皮钱半　炒米仁三钱　益智仁钱半

评议：方以平胃散合保和丸化裁，诚属对证之治。因患者年事已高，故加米仁、益智仁温补脾肾，为扶正固本而设。

蔡　右关细弱，左关弦强，舌中溜苔，系土衰木强，每致肝气横行，冲阳上逆，痛由左胁下渐及膈间，呕恶冲心，时刻难安，拟小建中汤加平肝降气法。

酒白芍三钱　炙甘草八分　淡吴萸八分　玫瑰花八朵　川桂枝

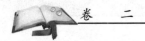

八分　川椒肉八分炒　紫沉香八分　紫石英三钱　生姜片三片　大枣
三枚　饴糖二匙

　　评议：本例辨证为土衰木横，其着眼点在于"右关细弱，左
关弦强"。以右关属脾胃，左关属肝胆故也。小建中汤系仲景治
疗"虚劳里急（腹中拘急疼痛）"的名方，功能温中补虚，缓急
止痛。现代常用于虚寒型胃脘痛，效果较好。

　　林　昔因崩漏之后，带浊不止，今遇经来迟少，本当温补奇
经，但脉见细涩，舌苔白滑，原属湿困中阳，气不宣畅，饮食无
多，安能投补，先宜调中化湿，俾其纳谷，然后再商。

　　广陈皮钱半　赤茯苓三钱　紫川朴一钱　川藕节三钱　广藿香
钱半　水法夏钱半　南京术三钱　玫瑰花八朵　益智仁钱半　炙甘
草八分

　　评议：本例系虚实兼夹之证，虚者乃奇经不足，故经来迟
少；实者乃湿困中阳，气不宣畅，以致饮食无多。当此之时，阮
氏认为先当调中化湿，俾其纳增，再进补剂。用药区分标本缓
急，先后有序，值得效法。

　　张　冲脉血虚，厥阳上逆，两胁刺痛不堪，前服养血降气
药，其痛虽止，继以白带绵绵，仍照前方加减。

　　白归身三钱　炙甘草八分　川椒肉钱半，炒　米仁炭三钱　酒白
芍三钱　东洋参钱半　淡吴萸钱半　驴胶珠二钱　紫瑶桂八分　炙
叙芪三钱　黑炮姜钱半　鹿角霜四钱

　　评议：冲脉虚于前，带脉继亏于后，总属二奇经虚损之故，
是以先后用药，概以补养奇经为主，确为抓住病理症结之所在。

　　陈　脾胃素虚，当盛夏之时，蓦然中暑，俾其阴阳两伤，以
致霍乱吐泻，四肢厥冷，六脉沉伏。急进附子理中汤，或可

挽回。

高丽参钱半　生处术二钱　淡附片一钱　老干姜一钱　炙甘草八分

评议：霍乱吐泻致阳微厥脱，势甚危急，用附子理中汤峻补脾肾阳气，乃救逆之法，亦舍时从证之治，或可挽回。盖《伤寒论·辨霍乱病脉证并治》设理中丸、四逆汤治霍乱吐利阳虚寒多或厥脱之证，本例即循此而治。

丁　中年多产伤胞，子肠下脱，每因投补见效，暂可收缩。迄今年逾花甲，下元衰竭，虽升补亦无效。故常脱而难收，兼之白带淋漓，成为痼疾。勉拟补中益气汤，兼固摄奇经。

别直参钱半　白归身二钱　绿升麻八分　龟鹿胶三钱,各半　炒处术二钱　广陈皮一钱　软柴胡八分　大川芎钱半　炙叙芪三钱　炙甘草八分　阿胶珠二钱　北五味八分　桑螵哨三钱　上药汁送下固精丸三钱

评议：中气下陷，奇经虚损而致子宫脱垂，白带淋漓，方用补中益气汤升提中气，复加龟鹿胶、桑螵蛸、阿胶珠、五味子、固精丸等固摄奇经之品，诚合本病之病因病机。惟多产元气损伤已久，且年逾花甲，恢复殊非易事，当缓缓图治，方能取效。

王　风寒湿三气杂感，气不主宣，外痹经络，肢体制痛，怕寒发热，行动维艰；内阻三焦，机窍不灵，口燥食减，小水短黄。脉象右数，兼涩滞，左弦紧，舌苔黄燥。前医徒用表用散，似乎非治，今仿吴氏宣痹汤，合杏仁薏苡汤治之。

汉防己二钱　苦杏仁二钱　连翘壳二钱　水法夏钱半　薏苡仁三钱　飞滑石三钱　炒山栀二钱　晚蚕沙三钱　桂枝尖一钱　赤小豆三钱　紫绍朴一钱　刺蒺藜钱半

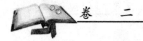
评议：本例当属湿热痹证，其辨证的着眼点在于口燥，小水短黄，脉数，苔黄。宣痹汤系吴鞠通《温病条辨》方，后世多用以治湿热痹症，效果显著，与四妙散（苍术、黄柏、薏苡仁、牛膝）有异曲同工之妙。

戴　小产月余，继以崩漏，太冲约制无权，血水淋漓不止，外致营卫两虚，时常寒热往来。主以温补养血，兼和营卫法。

白归身二钱　驴胶珠二钱，蒲黄炒　软柴胡八分，鳖血炒　紫瑶桂八分　炒白芍二钱　艾叶炭八分　炒处术二钱　炙甘草八分　生姜三片　大枣三枚

评议：观其处方，乃胶艾四物与桂枝汤合化，切中冲任不固、营卫不和之病机，阮氏精研仲景之学，治病习用经方，昭然若揭。

马　湿气漫弥三焦，决渎失职，清浊混淆，浊邪内扰，则小水短黄；清阳外郁，则身体发热。当从清利三焦，内外分消法。

飞滑石三钱　白蔻皮钱半　粉葛根八分　紫绍朴八分　苦杏仁钱半　水法夏钱半　水佩兰八分　川通草八分　连皮苓三钱

评议：笔者归纳前人治疗湿病有三大法则：宣畅肺气，气化湿化；健运脾胃，调其升降；治湿之要，宜利小便。本例因湿邪弥漫三焦，故阮氏将上述三法融于一方，采用吴鞠通《温病条辨》三仁汤加减，俾湿从上中下三焦分消，厥疾可瘳。

黄　脾虚胃弱，纳化失常，痰湿凝滞，饮食减少，所以四肢倦怠而无力也。主以调理中州法。

西党参三钱　广陈皮钱半　藿香梗钱半　川桂枝一钱　炒白术二钱　水法夏钱半　春砂仁八分，冲　扁豆仁三钱，炒　白茯苓三钱　炙甘草一钱　炒白芍二钱　薏苡仁三钱，炒

评议：脾失健运，痰湿由生。纳少、肢倦，皆脾胃虚弱之象。方以六君、参苓白术合化，复加藿香芳香化湿，方证甚为合拍。这里值得一提的是，阮氏治疗外感内伤，十分注重调和营卫，方中桂枝、白芍，即是此意。

余　误服冷水，寒湿阻滞运化之机，气不宣畅，故咳嗽频作，饮食无味，胸膈胀闷。脉道被阻，气凝血滞腹痛，经水不调。当以疏湿理气为治。

光杏仁钱半　白茯苓钱半　泽兰叶钱半　紫绍朴八分　白蔻仁八分　广陈皮一钱　制香附钱半　红梅花八分　水法夏钱半　赤茯苓钱半　元胡索钱半

评议：方中杏仁、蔻仁宣畅肺气，所谓"肺主气，气化则湿化"是也；二陈汤乃化痰祛湿之名方；香附、梅花、泽兰、延胡行气活血，调经止痛；川朴功擅理气燥湿。合之共奏理气化湿、活血祛瘀之功效。

叶　脉涩，舌苔白滑，系湿郁中阳，健运失常，腹中痞胀，加之郁怒动肝，木侵中土，刻饥嘈杂，头目眩晕，经来腹痛。卫阳不和，似有怕寒形状。治宜疏湿开郁，佐以扶土平肝。

生香附钱半　六神曲二钱　赤茯苓三钱　泽佩兰各一钱　汉苍术钱半　水法夏二钱　紫川朴八分　玫瑰花八分　小川芎八分　软柴胡八分　明天麻钱半　广郁金钱半

评议：本例的病因病机为"湿郁中阳，健运失常""郁怒动肝，木犯中土"，其病位在肝、脾两脏。阮氏采用朱丹溪治郁名方越鞠丸去山栀以解气、血、痰、食郁结，配合川朴、半夏、赤苓祛除湿邪，复加泽兰活血祛瘀，调经止痛；玫瑰花、柴胡、郁金疏肝解郁；天麻平肝止眩。用药虽极平常，但于平凡中可窥得

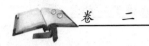
其医学功底。

李 温邪伤肺，金受火刑，阴液被劫，故口干身热，咳嗽喘促，燥药难于进矣，拟以清金保肺法。

马兜铃钱半 大力子钱半 川贝母钱半 桑白皮钱半 光杏仁钱半 连翘壳钱半 瓜蒌皮钱半 筀竹络一丸 淡竹叶八分

评议：叶天士云："温邪上受，首先犯肺"，本案即属此等病证，惟案云"阴液被劫"，当加鲜芦根之属，既可清热解表，又能清养津液。因其咳喘并见，鄙意仲景麻杏石甘汤亦甚熨帖，疗效可能更著。

僧 肾阴亏乏，肝阳上越，未免上实下虚，故头目眩晕，耳鸣窍闭，渐至失聪矣。主以补肾纳气，兼开窍法。

大蒸地四钱 远志筒钱半 灵磁石三钱 山萸肉三钱 白茯神三钱 金锁阳三钱 怀牛膝三钱 明天麻钱半 薏苡仁四钱 北五味八分 九节蒲八分

评议：方用耳聋左慈丸化裁，正合病机。惟方中薏苡仁一味，用之何意，不得而知。九节蒲（石菖蒲）功能开窍通闭，用之甚妙。治疗耳鸣失聪，古方耳聋左慈丸、益气聪明汤最为常用，前者适应于肾虚为主，后者宜于气虚之证。

卓 素多忧郁，气血凝滞，经来或迟或早，小腹绞痛，胸背酸胀，兼之湿扰中阳，饮食减少。主以疏湿开郁，宣理气血为治。

六神曲钱半 汉苍术钱半 软柴胡八分 泽兰叶钱半 抚芎劳劳钱半 当归须二钱 炙甘草八分 玫瑰花八分 生香附钱半 粉赤芍二钱 赤茯苓二钱 春砂仁八分

评议：朱丹溪有谓："气血冲和，万病不生，一有怫郁，诸病生焉，故人身诸病，多生于郁。"本例病起于郁，以致气血凝滞，且挟湿为患，出现经来或迟或早，小腹绞痛等症，方用丹溪越鞠丸化裁，诚得治法之真谛。

屠　痘后中气不和，厥阳上逆，每饭之后，胸膈痞胀，噫嗳不止。拟用平胃散合代赭汤加味治之。

南京术钱半　紫绍朴一钱　代赭石三钱　北沙参三钱　广陈皮一钱　炙甘草八分　旋覆花三钱　水法夏钱半　淡吴萸八分　生姜三片　大黑枣三枚

评议：观其处方用药，本例当属食伤中宫，胃失和降，其气上逆之证。

阮　脉见浮滑，舌苔微黄，系湿食阻滞中宫，胃气不和，肝阳上逆，是以呕恶多痰，不思饮食。理宜扶土抑肝。拟用温胆汤加味治之。

宋公夏钱半　白茯苓钱半　炒竹茹一丸　水云连四分　广皮白一钱　炙甘草六分　炒枳实六分　淡吴萸四分　真川朴六分

评议：方中温胆汤祛湿和胃，左金丸清泻肝火，于证颇宜。因有食滞，鄙意若加谷芽、麦芽、神曲等消食之品，似更合辙。

钟　经来背胀腰痛，腹亦微痛，复加头目眩晕。经去之后，继以白带。是冲任督带诸脉不和致病，宜调理奇经立方。

西当归二钱　酒白芍二钱　川桂枝一钱　川万断二钱　补骨脂二钱　鹿角片三钱　广郁金钱半　制香附二钱　元胡索二钱　明天麻钱半　炙甘草八分　紫石英三钱

评议：本例系痛经、带下之证。以方测证，可知病根在于肾阳虚衰，气血不畅。盖冲任督带隶属于肾，为奇经范畴。奇经者，功能联系十二经脉，调节气血。故治疗通过温补肾阳，而达

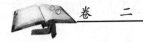
到调理奇经的目的，如是则月经可调，带下可愈。

缪　诊脉短滑，舌苔微白，口苦，夜间痞而不寐，身体微寒微热，喉间觉有梅核之气，吐之不出，咽之不下，主以芳香开窍法。

家苏叶八分　水法夏钱半　陈橘络八分　酸枣仁二钱　白茯神二钱　生香附八分　玫瑰花八朵　炙甘草八分　紫川朴八分　广郁金八分　远志筒钱半

评议：梅核气的证治《金匮要略·妇人杂病脉证并治篇》明确指出："妇人咽中如有炙脔，半夏厚朴汤主之。"本例即是以半夏厚朴汤为主方，随证治之。

薛　怕寒发热，腹痛吐泻，此系外感风寒，内伤湿食。前经发表调中渗湿，已觉见效，但土金衰弱，肝木横强，水气随之上凌，每从小腹发动，致呃逆咳嗽，呕吐酸水。脉象右弦滑，左浮大，舌苔白滑中见微黄。拟以和中降逆兼化湿法。

佛手柑钱半　代赭石三钱　苦杏仁钱半　淡吴萸八分　水法夏钱半　旋覆花三钱　扁金钗钱半　紫沉香八分　炒小茴钱半　炒青皮钱半　炙甘草八分　生姜三片

评议：处方乃旋覆代赭汤化裁，而乏培土生金之品，与案中所说的"土金衰弱"不相吻合，是其不足之处。

郑　中阳衰弱，阴寒上逆，痰湿蒙闭清阳，致成眩晕之症。

炮均姜钱半　焦冬术三钱　姜半夏二钱　明天麻钱半　淡附片钱半　南京术三钱　广陈皮钱半　炒米仁四钱　灵磁石三钱　白茯神三钱　炙甘草一钱

评议：脾虚运化失健，聚湿生痰，痰湿上干清空之地，眩晕由是而作。方用半夏天麻白术汤合二陈汤加减，功在化痰祛湿，附片配炮姜，温阳之效甚著。灵磁石一味，重镇止眩力胜。诸药配伍，共奏温补中阳，化痰祛湿之功，俾痰湿消弭，不致上僭，眩晕自止矣。

陈　小儿风邪郁而化火，身热如焚，神昏目闭，触动肝阳外越，以致痉厥双兼。

羚羊片五分　明天麻八分　广郁金八分　北桔梗八分　钩藤钩八分　鲜石蒲八分　淡竹叶八分　山栀壳八分　苏薄荷八分　连翘壳钱半

评议：小儿为纯阳之体，肝常有余，脾常不足。感受外邪，最易化火动风，扰乱神窍，是以出现高热、痉厥、神昏等危急之症。方用羚羊、钩藤、天麻凉肝息风；竹叶、山栀壳、薄荷、连翘清解邪热；菖蒲、郁金开窍醒神，堪称遣药轻灵可喜。俾意若昏迷较深，痉厥较剧，牛黄丸、紫雪丹之类亦可随证加入，以增强疗效。

朱　暑湿伤于脾胃，复感寒邪，升降失职，清浊不分，以致吐泻交作，腹中疼痛，稍觉怕寒。拟以香薷饮加味治之。

江香薷八分　赤茯苓三钱　杭青皮八分　建泽泻二钱　扁豆壳三钱　广藿香八分　北细辛六分　鲜芦根三钱　紫川朴八分　粉葛根钱半　生谷芽钱半

评议：中暑之病，前贤有阳暑、阴暑之分，试观本例症状，吐泻交作，腹痛怕寒，虽无舌脉提示，但从所用主方香薷饮来看，当属"阴暑"范围。惟芦根之用，意在防止吐泻伤津故耳。

郑　感受暑邪夹湿，身体发热，胸腹痞胀，口淡不思饮食，脉涩，舌苔白滑。当以解暑疏湿为治。

汉苍术二钱　水佩兰二钱　久陈皮钱半　制绍朴一钱　带皮苓

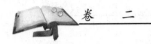
三钱　广藿香二钱　水法夏二钱　白蔻仁一钱　川通草八分

评议：暑多夹湿为患，本例见症，显系暑湿浸淫中焦，脾胃运化失常，故用平胃散、二陈汤、藿香正气散合化，重在祛寒湿，运脾胃，兼解暑邪。值得一提的是，方中白蔻仁、白通草乃取《温病条辨》三仁汤意，旨在宣通肺气，所谓"气化则湿化"是也。

戴　小儿暑蒸热迫，三焦清浊不分，以致身热泄泻，当以分利三焦兼解暑法。

飞滑石二钱　粉葛根一钱　紫川朴六分　扁豆壳二钱　苏佩兰一钱　川通草六分

评议：暑热夹湿泄泻，乃夏令最常见的病证。本例阮氏辨证为"暑蒸热迫，三焦清浊不分"，故用分利三焦，兼解暑法。观其用药，以葛根解上焦之热，扁豆壳、佩兰、川朴运中焦之湿，滑石、通草清利下焦暑热，用药少而精，且丝丝入扣，效验可待。

金　前因忧郁吐血，继以咳嗽，系中宫受病，土不生金，金水衰微，木火上升，以致气不清肃，是故喘促咳嗽尤甚，而痰中复见血矣。

京杏仁三钱　川贝母钱半　北沙参三钱　瓜蒌仁钱半　生龟板六钱　阿胶珠二钱　怀山药三钱　川藕节三钱　冬虫草钱半　玫瑰花八朵　石决明四钱

评议：本案似属痨瘵，上中下三焦俱病，其病理重点是金不生水，土不生金，以致木火刑金，咳喘，痰血由是而作。治从滋阴润肺，培土生金，化痰止血着手，可谓恰当。

叶　受暑腹痛，胸膈痞闷，不欲食，食之则胀，宜解暑疏气，佐以健脾。

广藿香钱半　紫川朴八分　生香附钱半　生谷芽二钱　江香薷八分　南京术钱半　广郁金钱半　大腹皮钱半　沉香曲二块

评议：此暑湿伤于上中两焦之病，处方以宣肺理气，运中化湿为主，洵为切中肯綮，可望取效也。

于　抱恙日久，不欲饮，饮则喜热恶冷；不欲食，食则喜燥恶湿。可见膈间胶痰凝滞，气机阻碍，有升无降，故频作呕吐，而大便不行。胃之治法，宜通宜降，方呈于下。

姜半夏二钱　广陈皮一钱，元明粉水炒　京杏仁二钱　紫沉香八分　白茯苓二钱　旋覆花二钱　江枳壳八分　紫川朴八分　来复丹四分　半硫丸一钱

再拟扶中调元，佐以化痰降气。

别直参一钱　炒处术钱半　春砂仁八分　紫川朴八分　白茯苓钱半　广陈皮一钱　紫沉香八分　姜半夏钱半　藿石斛钱半

评议：本例的病变重心在胃，阮氏根据胃的生理病理特点，以"六腑以通为用"的理论指导辨证施治，提出"胃之治法，宜通宜降"，并按此原则投剂，颇为得当。

沈　左脐旁有块攻触，或现或隐，或大或小，系郁怒伤肝，肝气凝聚，积成肥气之病。夫肝藏血属木，而主风，风即气也，乃风性迅速，发则飘荡无制，而一时能鼓动于周身，或头面手足，以及身体蓦然浮肿，退则仍然无踪。拟以养血敛气，佐以平肝息风。

全当归三钱　紫瑶桂八分，玫瑰花八朵　淡吴萸六分　酒白芍三钱　紫沉香八分　炙甘草八分　水云连六分　明天麻钱半　石决明四钱

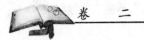

评议："肥气"为五积之一。所谓"五积"，多指胸腹腔内有形块的一些病症，乃癥瘕积累一类疾病。本例属于"肝之积名曰肥气。"观其症状，乃气块游移不定，或现或隐，或身体蓦然肿胀，散而无踪，显属"瘕病"，故方中玫瑰花、沉香皆理气消瘕之品。然阮氏认为，此肥气之来，得之郁怒伤肝，肝血消耗，是以养血柔肝为主，俾肝得血养，其气可敛，肥气无由而作，此治本之法也。至于案语"风即气也，乃风性迅速，发则飘荡无制，而一时能鼓动周身，或头面手足"，乃牵强之语，不易理解，是其不足之处。

叶　脏者藏也，心藏神，肾藏精，心虚则神无所安，故夜卧不宁，肾虚则精不固摄，故每多遗泄。至于火不生土而脾虚，则湿聚多痰；水不涵木而肝强，则气升莫制，乃痰气并作，故喘嗽不安耳。

远志筒钱半　女贞实三钱　淡干姜八分　春砂仁八分，冲　酸枣仁三钱　青盐皮八分　北五味八分　真川柏钱半，炒　白茯神三钱宋公夏钱半

上药煎送固精丸三钱

评议：以五脏的功能和五行相生的观点来分析本例寐差、遗精、咳喘的病因病机，并按此予以治疗，足见阮氏中医基础理论功底颇佳，值得称道。

伍　前因郁怒吐血，延至二旬，继以感受风寒夹湿，外致营卫不和则寒热往来，内致气机阻滞则痰嗽不宁，复加呕恶而不欲食。脉象数滞，舌苔白腻。遵古训，急则治其标，缓则治其本。

鸡冠苏八分　水法夏钱半　广橘络八分　篁竹茹钱半　制川朴八分　白茯苓二钱　炙甘草八分　炒枳实六分　生香附钱半　汉苍

术钱半　六神曲钱半　广郁金钱半

评议：标本缓急是治疗必须遵循的法则，《金匮要略》尝云："夫病痼疾，加以卒病，当先治其卒病，后乃治其痼疾。"试观本例，郁怒吐血是其旧疾，风寒湿邪外感之证是其新病，故阮氏处方用药，不失标本缓急之旨。

邹　小儿风伤肝络，身体发热，手足动摇，拟以祛风平肝法。

苏薄荷六分　青防风六分　明天麻八分　连翘壳八分　荆芥穗六分　杭菊花八分　钩藤钩八分　淡竹叶六分

评议：此案乃外感引动内风，身体发热，手足动摇是其验也。治以祛邪息风，用药轻灵，足见阮氏对温病学说深有研究。

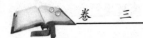

卷　三

朱　暑湿伤脾，腹中痞胀，不思饮食，四肢酸软，兼之肺气不得宣布，胸背亦胀。当从手足太阴主治。

广藿香钱半　水法夏钱半　白茯苓二钱　生谷芽二钱　茅山术钱半　广陈皮一钱　紫川朴一钱　白蔻壳一钱　大豆卷二钱　生香附钱半　广郁金钱半

评议：处方乃藿朴夏苓汤、平胃散、三仁汤合化，功能宣畅肺气、清化湿热，对于湿重于热出现的上述证候，颇为合适。

李　寒暑湿阻滞气机，肺不清肃，营络受伤，故咳嗽而见血矣。主以手太阴立方。

鸡冠苏八分　苦杏仁钱半　广橘络红各六分　白茯神二钱　瓜蒌仁钱半　川贝母钱半　广郁金八分　丝瓜络二寸　北紫苑钱半　降真香八分　川藕节二钱

评议：鸡冠苏疏散寒湿，杏仁、橘红、蒌仁、川贝母、紫苑化痰止咳；藕节、丝瓜络宁络止血；降真香降气而引血下行，郁金活血祛瘀，正合缪仲淳治吐血三要诀中"宜降气不宜降火""宜行血不宜止血"之训。理、法、方、药切中病因病机，效验可期。

阮　诊脉涩滞，舌苔厚腻微黄，系湿食阻滞中宫。每至巳刻浊邪上干，蒙闭清阳，是故蓦然头目眩晕，欲作昏仆之象，待汗出之后，稍觉清爽，饮食无味，兼之夜卧不安。拟以醒脾化湿，兼消食法。

水法夏钱半　白茯苓三钱　炒谷芽三钱　明天麻钱半　广藿香

钱半　紫绍朴八分　沉香曲二粒　薏苡仁三钱　南京术钱半　白蔻仁八分　炙甘草八分

评议：本例"湿食阻滞中宫"是病理症结所在，脉涩，苔厚腻是其验也。故治拟醒脾化湿，兼消食滞，处方用药切中肯綮，宜乎奏绩。

洪　肿由脚起，非湿而何？脉见细涩，舌苔白滑。系中土卑监，堤防不固，故水徒四旁而洋溢，由下而中以及上，周身渐皆浮肿矣。至于肺不清肃而气喘，脾不化血而经停，亦势所必至者也。拟五子五皮饮加味治之。

苦杏仁钱半　莱菔子一钱　广陈皮钱半　生姜皮钱半　紫苏子一钱　甜葶苈一钱　五加皮三钱　紫川朴八分　生香附钱半　茯苓皮三钱　大腹皮钱半　薏苡仁三钱

评议：肺主通调水道，脾主运化水湿。今肺不清肃，脾运困顿，以致水道不利，水湿潴留体内而为浮肿，故用五子五皮饮上宣肺气，中运脾土，下利水湿。甜葶苈一味，降肺气逐水饮之效甚著，用之正妙。

鲍　暑伤肺络，咳而不止，兼之身热口燥。仿吴氏桑菊饮治之。

白菊花一钱半　苏薄荷八分　苦杏仁钱半　淡芦根二钱　鲜桑叶五幅　北桔梗八分　连翘壳钱半　生甘草八分　川贝母钱半　鲜竹茹钱半

评议：吴鞠通《温病条辨》辛凉解表立方有三，即辛凉轻剂桑菊饮，辛凉平剂银翘散，辛凉重剂白虎汤是也。本例因暑邪伤于肺卫，病情轻可，故辛凉轻剂桑菊饮可以胜任，庶免"病轻药重"之弊。

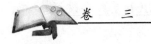

滕　湿食伤于脾肺，咳嗽多痰，不思纳食，四肢倦怠。法当以利肺气，肺气利则湿自化，何虑痰嗽之不清乎！又当调脾胃，脾胃和则食自进，何患四肢之无力乎！

白蔻仁八分　白茯苓二钱　水法夏钱半　藿香梗一钱　苦杏仁一钱半　佛手柑一钱　广陈皮一钱　炙甘草八分　薏苡仁三钱　炒谷芽二钱

评议：本例的病因是伤于湿食，病位在肺脾。阮氏遵吴鞠通"盖肺主一身之气，气化则湿亦化也"之意，立法处方注重利肺气，方中白蔻仁、杏仁是也。又脾主运化，胃主磨谷，药取茯苓、半夏、藿香梗、陈皮、佛手柑、谷芽健运脾胃，化湿消食。用药看似平淡无奇，实则丝丝入扣，阮氏习用"时方"，于此可见。

韩　怀孕六月，肝肾阴亏，龙雷挟胎火上升，冲突阳络，故血从上窍而吐出。法宜补阴敛阳，滋水制火，俾胎元得以立基，冲阳不犯上耳。

大生地六钱　白茯神二钱　怀牛膝三钱　女贞子三钱　紫石英三钱　阿胶珠二钱　北五味八分　远志筒钱半　山萸肉三钱　黑元参三钱　淡秋石三钱　茅草根八钱

又　血止胎安，继以咳呛怔忡，似乎头旋眼黑形状，是金燥心虚之故耳。再补肺安神。

北沙参四钱　酸枣仁三钱　大麦冬三钱，辰砂拌　紫石英三钱驴胶珠二钱　白归身二钱　川百合钱半　炙甘草一钱　白茯神二钱远志筒钱半　明天麻一钱

评议：妊娠吐血，病非轻浅，治之不当，易损胎元，招致不良后果。本例因肝肾阴亏，下焦龙雷之火夹胎火上升，冲激胃

络，遂令吐血。治病必求其本，阮氏审察病情，揆度治法，不见血止血，而是针对病机，从滋阴降火立法，少加宁络止血之品，遂收"胎安血止"之效。此等病证克奏肤功，非老手不能为之。

周　暑热伤阴，津液被劫，大渴引饮，身热不退，当用解暑清热法。

鲜荷叶一角　鲜石斛二钱　连翘壳二钱　川通草八分　鲜青蒿一钱　鲜芦根二钱　淡竹叶钱半　扁豆花卅朵

评议：本例当属暑热耗液，气阴两伤之证。阮氏处方标本两顾，无可厚非。鄙意景岳玉女煎（地黄、石膏、麦冬、知母、牛膝），孟英清暑益气汤（西洋参、知母、石斛、黄连、银花、麦冬、竹叶、粳米、西瓜翠皮、荷梗）亦可选用。

叶　小儿受惊发热，夹暑泄泻，粪色青黄，后加吐乳，头温足冷，此乃土木受病耳。

荷花叶八分　广藿香六分　碧玉散一钱　紫川朴三分　桂枝尖三分　钩藤钩六分　扁豆壳一钱　川通草三分　水云连三分　淡吴萸三分

评议：夏天泄泻，乃儿科的常见病、多发病，其病因多系感受暑湿，或伤于饮食所致。本案患儿既感暑湿，又受惊吓，是以发热、吐泻交作；粪便色青，是肝伤风动之征象，故案称"土木受病"。方中荷叶、藿香、川朴、扁豆壳、通草祛暑化湿，钩藤凉肝息风；碧玉散由滑石、青黛、甘草组成，功擅解暑湿，清肝热；黄连、吴萸乃左金丸之组方，功能清泻肝火；复加桂枝尖既能解肌散寒，又能通阳利湿，合之共奏祛暑利湿，凉肝息风之效，药与证符，可望取效。

缪　暑湿阻碍气机，有降无升，故邪热下注大肠，圊时腹

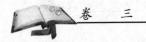

痛，里急后重，日夜无度，致成滞下之症矣。

煨葛根钱半　苦杏仁三钱　广藿香钱半　香连丸八分，吞送　新荷叶钱半　山楂末三钱　紫川朴八分　北桔梗钱半　瓜蒌皮仁三钱，各半　白蔻仁八分

评议：本例的病邪是暑湿，病机是邪热下注大肠，致成"滞下"（痢疾），方中香连丸是治热痢要药，葛根善清肠止泻，余皆解暑祛湿消食之品，俾暑邪得去，肠道廓清，下痢自止矣。

项　体质素亏，现因劳倦，吸受暑气，中土被伤，清浊不分，致成吐泻之症。然土败则木侵，而筋为之转也，幸得针法奏效，诸症悉平，仅见液燥津伤，神昏干咳，再以药力调之。

鲜石斛二钱　鲜荷叶一角　鲜杷叶一幅，去毛　广郁金八分　鲜芦根三钱　鲜竹茹一丸　鲜石蒲八分　扁豆花卅朵　糯稻根一握，洗净

评议：本案乃暑热吐泻止后，液耗津伤未复，且余邪未净，故以清轻之品廓清暑热，甘寒之属养津润燥，乃扶正祛邪的善后之治，深得温病学派用药之精髓。

徐　小儿纯阳之体，阴气未足，时值盛夏，暑热交迫，阳气偏胜，清浊混淆，致成呕恶泄泻，阴津被劫，五液干燥，身发壮热，急进清暑养液兼分利法。

益元散钱半　扁豆衣钱半　鲜荷叶一角　鲜芦根钱半　鲜石斛一钱　水佩兰六分　连翘壳一钱　淡竹叶六分　川通草六分

评议：暑为阳邪，势必伤阴；暑必夹湿，而为暑湿。暑湿变乱于肠胃，吐泻乃作。本例处方，意在祛暑利湿，分清别浊，使邪不扰乱肠胃，吐泻可止。又因津液损伤，故用生津养液之品以扶正敌邪。立方遣药堪称妥帖，值得效法。

谢　产后瘀血凝滞，积成癥块，气阻腹痛，前医攻破太过，有伤中气，时值暑令，每致泄泻腹肿，若不早治，将来恐成臌胀之症。今拟方于下。

酒贡芍钱半　生处术钱半　广陈皮钱半　广藿香钱半　川桂枝八分　江枳壳六分　紫川朴八分　生谷芽三钱　炙甘草八分　白茯苓三钱　扁豆仁三钱　大腹皮钱半

评议：癥积乃膨胀之根，又值夏令伤暑，邪干于肠，泄泻乃作，内外邪气交併，恐成膨胀。时下之计，当以祛暑化湿，清理肠胃为急务。至于癥积宿疾，宜当缓治，此《金匮要略》所谓："夫病痼疾，加以卒病，当先治其卒病，后乃治其痼疾"是也。

章　湿伤脾胃，四肢酸软，身体面目俱黄，小便不清，致在黄疸之症。拟以茵陈胃苓汤治之。

西茵陈二钱　生白术钱半　白茯苓三钱　久陈皮一钱　洁猪苓钱半　建泽泻二钱　川桂枝八分　紫绍朴八分　炙甘草六分

评议：黄疸当分阳黄、阴黄两大类型，本例身体面目俱黄，当是黄如橘子色，属阳黄范畴，故用茵陈胃苓汤清利湿热为治。

柯　寒湿袭伤肝肾，结成疝气，下注阴囊，左睾丸偏坠，坚硬肿痛，稍加寒热。《经》云：病在厥阴，治从少阳；病在少阴，治从太阳。遵其法以治之。

软柴胡钱半　淡黄芩八分　广橘核三钱，炒　西小茴钱半，炒　水法夏钱半　川桂枝钱半　川楝子钱半　青木香八分　东洋参一钱　酒白芍钱半　小青皮钱半，炒　炙甘草八分　生姜三片　大枣三枚

评议："寒湿袭伤肝肾结成疝气"，点出了病因病位。案中谓："病在厥阴，治从少阳；病在少阴，治从太阳"，乃基于脏腑表里相关的理论，采取脏病治腑的方法。观其处方用药，系小柴

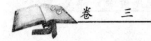

胡汤合桂枝汤化裁，显属脏病治腑。方中川楝子、小青皮、橘核、小茴香功在理气止痛，为治疝痛的常用药物。

程　湿困中阳，气机被阻，上则胸膈痞闷，下则小腹胀痛，兼之食减便秘。脉涩，舌苔白滑。治法不外乎醒脾化湿，兼利气，立方：

白茯苓二钱　紫川苏八分　杭青皮八分　光杏仁二钱　生谷芽二钱　春砂仁八分　台乌药八分　冬瓜仁二钱　藿香梗钱半

评议：处方重在理气化湿，遵"气化则湿化"之意。青皮、乌药两味，善理下焦气分，以其小腹胀痛故也。

陈　温邪退后，脾肾两虚，膈间痰饮未除，阻碍气机，左升太过，右降无权，故生咳嗽之症。若非运脾涤饮，温肾纳气，从何而治乎？

白茯苓三钱　炒白术二钱　广陈皮一钱　淡苁蓉钱半　川桂枝八分　江枳壳六分　老干姜六分　紫沉香六分　炙甘草八分　水法夏钱半　北五味六分　灵磁石三钱

评议：脾肾两虚，痰饮咳嗽，既宗《金匮要略》"病痰饮者，当以温药和之"而用苓桂术甘汤，又虑及肾主水，为痰饮生化之源，并主纳气，故取苁蓉、沉香、磁石补肾纳气。

缪　禀性阴寒，素患哮喘，现因多产，下元衰惫，每致虚阳上逆，痰嗽喘哮尤甚，复加脑痛背胀腰酸等症。拟以右归饮加味治之。

大熟地四钱　白茯苓二钱　红杞子二钱　淡附片钱半　原怀药三钱　山萸肉二钱　炒杜仲三钱　油瑶桂八分,冲　补骨脂三钱,盐水炒　灵磁石三钱

评议：患者系阳虚体质而病哮喘，方用景岳右归饮加减温补

肾阳，纳气归肾，系哮喘治本之法。用药"阴中求阳"（景岳语)，颇具巧思。

章　暑令多食瓜果，有碍中阳，健运失司，湿停不化，以致饮食减少，四肢倦怠而无力也。脉见迟细，舌泛白苔。进辛热以通阳，投芳香而化湿。

紫安桂一钱　广藿香钱半　南京术钱半　水法夏二钱　淡附片一钱　益智仁钱半　白茯苓三钱　广陈皮一钱　紫川朴一钱　炙甘草八分

评议：辛热以通阳，芳香而化湿，正合本例脾阳困顿，健运失司，湿停不化之病因病机。用药丝丝入扣，堪称贴切。

余　产后奇脉内损，脾肾虚寒，白带常流，红潮迟少，脉见细弱。若非温补升收，如何治法？

炒处术三钱　酒白芍二钱　水法夏钱半　煅牡蛎三钱　南京术二钱　紫安桂一钱　白茯神二钱　炙升麻六分　广陈皮一钱　炙甘草八分　煅龙骨二钱　炙柴胡六分

评议：带下得之产后奇经内损，带脉失约，加之脾肾虚寒，自当温补脾肾，调理奇经，尤其是固摄带脉。方中白术、肉桂、陈皮、半夏等温肾健脾，龙骨、牡蛎收敛止带，升麻、柴胡升提清气，用药有的放矢，箭无虚发，当有效验。

程　湿毒随风火外越，气血两燔，先从头面以及身体手足发为赤游丹毒，水痘夹出，身热喉痛，口燥咽干。拟以普济消毒饮加减治之。

苏薄荷八分　大力子钱半　金银花二钱　炒僵蚕钱半　荆芥穗八分　连翘壳二钱　北桔梗八分　细生地三钱　湖丹皮钱半　黑元参二钱　黄木通八分　生甘草八分

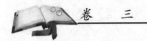
评议：普济消毒饮乃治疗温毒的传世名方，主治大头瘟。本例丹毒、水痘夹杂而用本方加减，同样是取其清热解毒，疏风散邪之功，乃"异病同治"之法，谅能奏效。

嵇　肝肾阴亏，龙雷风火，挟阳明燥热上攻，以致牙龈肿痛腐烂。遵古训壮水之主，以制阳光。兹拟知柏八味法加味治之。

大生地六钱，青盐制　湖丹皮二钱　肥知母三钱，盐水炒　黑元参三钱　淮山药三钱　建泽泻二钱　川黄柏三钱，盐水炒　苏荷叶八分　山萸肉三钱　白茯苓三钱　珠儿参钱半　北细辛八分

评议："壮水之主，以制阳光"，系王冰注解《素问》语，意指肾阴下亏，虚火上亢之证，当用滋阴潜阳或养阴清火之法。本例肝肾阴亏，相火夹阳明燥热上攻而致牙龈肿烂，用知柏八味加味，自是正治。

蔡　寒暑相搏，结成痧气，胸腹绞痛，呕恶，四肢逆冷，几成昏厥之状。拟以香薷饮加味治之。

江香薷八分　紫川朴八分　扁豆壳钱半　广藿香钱半　水云连六分　淡吴萸六分　元胡索钱半　川楝子钱半　广郁金钱半

评议：痧气之疾，恒发于暑天。然暑邪又分阳暑、阴暑。是患感受寒暑，当属阴暑无疑，故用香薷饮疏解寒暑之邪；因其兼见呕恶，乃取左金丸（黄连、吴萸）调和肝胃；又加金铃子散（延胡索、川楝子）理气止痛。由是观之，阮氏对方剂十分熟谙，基本功颇为扎实，值得今人借鉴。

陈　暑夹寒邪，袭伤足少阴，复加食积，身热当脐绞痛异常。前医投疏散降气药，邪注右少腹结成疝气，其痛尤甚。脉见弦紧，舌苔微黄。今拟解暑散寒，兼消食法。

广藿香钱半　赤茯苓二钱　茅山术钱半　杭青皮八分　荷花叶

钱半　川桂枝八分　紫绍朴八分　北细辛八分　西小茴八分　淡吴萸八分　川楝子钱半　本堂曲二块

评议：方中藿香、赤苓、茅术、荷花叶、川朴祛除暑湿，桂枝解肌散寒，青皮、小茴香、吴萸、川楝子善治疝痛，细辛引药入厥少两阴，神曲消食助运。诸药合用，共奏解暑散寒，理气止痛，兼以消食之效。

严　肝脾怫郁，经水不调，或早或迟，忽来忽止，复加肚腹疼痛，白带绵绵，当从奇经主治。

西当归三钱　阿胶珠二钱　延胡索钱半　白茯神二钱　大川芎钱半　炒艾叶八分　台乌药钱半　红梅花一钱　酒白芍三钱　制香附钱半

评议：肝藏血、脾统血，肝脾郁滞，以致月经失常、肚腹疼痛，治用胶艾四物汤，以方测证，患者当有奇经不调，经水淋漓不净之症；乌药、梅花、香附意在疏肝理气而止腹痛。

胡　两关沉细弦急，暂觉微寒，悉是土不升木，血不养肝，肝阳内郁，相火下注，以致小便不清，点滴涩痛，成为淋浊之症。当与宣通清补之法。

白茯苓三钱　炒山栀钱半　全当归二钱　玫瑰花六分　软柴胡八分　湖丹皮钱半　生白芍二钱　苏薄荷六分　晒于术二钱　西草梢八分　西洋参八分

评议："肝阳内郁，相火下注"是病理症结之所在，故方用丹栀逍遥散疏肝郁，清相火。由是观之，淋浊之证，究其病机，不能局限于湿热下注，或肾精不固，而肝郁化火，亦可为之。

祝　小产后下元虚冷，瘀血凝滞，小腹坚硬疼痛，带浊下流，血水淋漓不止。理宜温补奇经，调和气血为治。

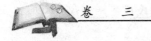

全当归三钱　瑶肉桂一钱　制香附三钱　炒处术二钱　酒白芍三钱　炙甘草八分　元胡索二钱　赤茯苓二钱　炒青皮钱半　台乌药钱半　威喜丸三钱，上药送下

评议：小产之后，下元受损，势所难免；又产后多瘀血留滞，也是常见的病理现象。本例见症，显属冲任虚寒，瘀血凝结所致。治法方药，切中病机。方中威喜丸本治梦遗白浊，移用于此，甚妙。

陆　脾肾阴亏，肝阳扰动，木凌土位，刻饥嘈杂，甚至胸背胀痛。当与补土抑肝，滋水涵木之法。

西潞党三钱　川桂枝钱半　生处术钱半　女贞实三钱　生白芍三钱　炙甘草钱半　白茯苓二钱　石决明三钱　上药送下六味丸三钱

评议：补土抑肝（木），滋水涵木，乃五行生克乘侮理论在临床上的具体运用。方中党参、白术、茯苓、甘草为四君子汤，功在补益脾胃；白芍、决明平肝抑木；女贞子、六味丸滋肾水以涵肝木；桂枝温通经络，为胸背胀痛而设。用药堪称周密，可资师法。

金　寒邪感发伏暑，寒热不清，似疟非疟。不欲饮，饮则呕恶，不欲食，食则痞闷，头目胀痛，身体沉重，大便溏薄，小水短黄。脉象涩滞，略兼弦紧，舌苔白滑。当从手足太阴主治。

省头草钱半　水法夏二钱　白蔻壳钱半　荷花叶钱半　广藿香钱半　连皮苓三钱　扁豆壳三钱　川通草八分　家苏叶八分　绍紫朴八分　细桂枝八分

评议：伏暑，是属伏气温病范畴，常由新感诱发。究其病因病机，实为暑湿之邪内伏，过时而发。分析本例症状，当属邪伏募原和足太阴脾，故处方用药以透达伏邪，运脾化湿为主。盖肺主气，吴鞠通尝谓"气化则湿化"，白蔻壳之用，意即在此。又桂枝、苏叶，功在解表散寒，为新感寒邪而设。

陈　风伤食积夹暑，邪气内闭中阳，腹中绞痛，却被针法疏通，其痛立止。续后邪得外越，头痛身体发热，当与内外分消之法。

苏薄荷一钱　紫川朴一钱　本堂曲二钱　连翘壳钱半　江香薷一钱　炒谷芽二钱　萝卜络钱半　川通草八分　广藿香钱半　南山楂二钱　连皮苓二钱

评议：风伤食积夹暑交相为患，内闭中阳而致腹中绞痛，用针法得以宣通，邪气出表而见头痛身热，然里邪尚未全清，故用表里两解之法，方中薄荷、香薷、连翘疏散表邪，神曲、谷芽、山楂、萝卜络消食化滞，藿香、皮苓、通草、川朴祛除内蕴之暑湿，内外分消，其病可愈。

戴　暑热内扰，少阳失疏达，太阴失健运，枢转不灵，清浊混淆，湿热下注膀胱，营气受伤，是故小便涩痛见红，致成血淋之症矣。拟以小蓟饮加味治之。

小蓟根三钱　黄木通一钱　当归须钱半　淡竹叶钱半　川藕节三钱　益元散三钱　西草梢一钱　荷叶蒂七枚　炒蒲黄钱半　细生地三钱　山栀炭三钱　西琥珀八分

评议：小蓟饮功擅清利湿热，凉血止血，是治血淋的传世名方，用于本例，颇为的当。处方中琥珀一味，《名医别录》谓其"清瘀血，通五淋"，主治血淋血尿，小便不通。

张　冲任内损，白带常流，经来迟少，每致冲阳上逆，胸胁刺痛，法当因症立方。

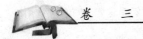
西归中二钱　油瑶桂八分　紫沉香六分　紫石英三钱　炒贡芍二钱　紫丹参二钱　制香附钱半　淡吴萸六分　炙甘草八分　威喜丸三钱，上药送下

评议：方中肉桂、沉香、石英、吴萸温补冲任而调经，当归、白芍、丹参养血活血，威喜丸本治梦遗白浊，移治带下，颇具巧思。西归中即当归身（当归去头尾），养血之功为胜。

丁　治暑必兼利湿，但湿轻热重，身热烦躁，口燥津伤，理宜清热解暑，佐以利湿。

鲜石斛二钱　丝瓜络二寸　连翘壳二钱　水佩兰八分　鲜芦根三钱，去节　西瓜翠三钱　扁豆花一掬　川通草八分　鲜荷叶一角　淡竹叶钱半　生竹茹一丸　糯稻根一握

评议：湿热为病，其辨证当分湿重于热、热重于湿、湿热并重三大证型。本例据证当属"热重于湿"，故治法以清热为主，化湿为辅。值得一提的是，王孟英连朴饮（厚朴、黄连、菖蒲、半夏、豆豉、栀子、芦根）后世多用于热重于湿之证，可参。

尤　脾气郁结，木不条达，湿闭经阻，腹痛背胀，口苦，食入饱闷呕恶，有时稍觉怕寒，手足心燔灼，法宜开郁，佐以疏湿为治。

汉苍术钱半　生香附钱半　生山栀五枚　川紫朴八分　小川芎钱半　六神曲二钱　家苏叶八分　水法夏二钱　赤茯苓三钱　玫瑰花一钱　淡吴萸六分　水云连六分

评议：脾湿郁结，木失条达是本例的病理症结所在，是以运脾湿，疏肝木是不易治法，处方遣药恰到好处，可获效机。

唐　前因郁怒动肝，冲阳上逆，血随浊道而吐出，既经施药见效，其血立止。现被寒邪伤肺，咳嗽不止，引动冲脉上升，而

前症复发矣。

鸡冠苏一钱　紫丹参二钱　瓜蒌皮钱半　降真香八分　苦杏仁二钱　广郁金钱半　瓜蒌仁钱半　玫瑰花五朵　白茯神二钱　川藕节二钱　川贝母钱半　紫石英三钱

评议：对于吐血的治疗，明代医家缪仲淳提出："宜行血不宜止血，宜降气不宜降火，宜补肝不宜伐肝"的名论，本例处方用药，本诸缪氏之论，跃然纸上。

王　暑伤食积，郁而成痢，腹中绞痛，里急后重，其色或红或白，昼夜无度。方拟清热导滞主治。

清六散三钱　山楂末三钱　瓜蒌皮仁各钱半　金银花三钱，生炒各半　红谷芽三钱　水云连八分　真川朴八分　广藿香钱半　花槟榔八分　广木香八分　赤茯苓三钱　荷叶蒂七枚

评议：外感暑邪，内伤食积而成痢，处方清暑热，消食积并用，用药平正公允。值得一提的是，治痢古方甚多，如白头翁汤治热毒痢疾效验甚佳；木香槟榔丸治积滞痢疾效果亦好。鄙意本例当可参照此两方加减用之，似更为贴切。

赵　肝肾阴亏，龙雷风火上升，两头角抽掣，齿颊肿痛。兼之肺不清肃，喘促咳嗽。当与金水相生，乙癸同源之法。

西洋参钱半　细生地四钱　生白芍三钱　元精石三钱　生龟板八钱　大角参三钱　石决明六钱　灵磁石三钱　杭菊花钱半　明天麻钱半　青盐皮六分

评议：阴亏于下，水不涵木，风火上扰清空之地，以致头角抽掣，齿颊肿痛；木火刑金，肺失清肃，遂令喘促咳嗽。故方用西洋参、生地、白芍、龟板等滋阴保肺，即"金水相生"之意；磁石、石决明、天麻、菊花镇肝息风。所谓"乙癸同源"，意指

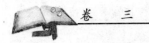

肝阴与肾阴互相资生，关系极为密切，且属下焦阴分，滋肾阴即能养肝木，故又有"肝肾同治"之称。

张　六脉涩滞，舌苔灰燥，系暑温夹湿，口干渴饮，身热便溏，烦躁不宁。拟以清利三焦，兼透解法

飞滑石三钱　淡竹叶钱半　连翘壳钱半　川通草八分　生山栀钱半　荷花叶钱半　水佩兰钱半　广郁金一钱　粉葛根钱半　川朴花一钱　鲜芦根三钱

评议：暑湿侵犯，三焦俱病，故以清利三焦为治，方中竹叶、连翘、荷叶清宣上焦肺气，兼透解暑邪；佩兰、朴花祛除中焦湿邪；滑石、通草、芦根清利下焦湿热；葛根解肌退热；山栀善清三焦邪热；郁金开郁以利邪气外达。此三焦同治，表里分消之法。

丁　暑温夹湿之邪，大势已退，仅得络脉空虚，稍有余热，阴液未复。仿吴氏清络饮，兼养液法。

荷叶边一角　丝瓜络一寸　河南花一钱　鲜石斛一钱　西瓜翠一钱　扁豆花十八朵　竹叶心六分　糯稻根一握　西洋参三分

评议：清络饮出吴鞠通《温病条辨》，由鲜荷叶边、鲜银花、西瓜翠衣、鲜扁豆花、丝瓜皮、鲜竹叶芯组成，药极轻灵，善清暑湿余邪，常用于暑温恢复期余热未尽，津液未复者。

蔡　经停攻破太过，以致血海崩漏不止，急进温补奇经，佐以和血。

别直参一钱　大川芎二钱　驴胶珠三钱，蒲黄炒　制香附钱半鹿角霜五钱　全当归四钱　赤白芍二钱各半　川万断三钱　艾叶炭八分　鹿角片五钱

评议：处方乃胶艾四物汤重加温肾固冲之品，对冲任受伤而

致崩漏，可谓药证熨帖，值得效法。

沈　因忧郁奇脉不和，背胀腹痛，头旋目痛，有时怕寒，手足心灼热，经来或前或后。拟以解郁调经兼凉血法。

赤白苓二钱，各半　玫瑰花八朵　湖丹皮钱半　南京术钱半　赤白芍二钱，各半　春砂仁八分　苏薄荷六分　全当归二钱　山栀炭钱半　软柴胡八分　炙甘草八分

评议：方系丹栀逍遥散加味，对于情志郁结，郁久化火而致的上列诸症证，洵为的当。

冯　症由伏暑受寒，气机阻滞，阑门清浊不分，致成泄泻，身热腹痛。前服胃苓汤，则泻止热退，但腹痛未除，加之口渴引饮。再进解暑理气，斯为合法。

广藿香钱半　杭青皮钱半　淡吴萸六分　生谷芽二钱　川紫朴八分　赤茯苓二钱　北细辛六分　扁豆花卅朵　鲜芦根三钱　川通草八分

评议：暑泻虽止，但腹痛未除，口渴引饮，显属气滞津伤之证，处方似嫌过于温燥，于津伤不妥。

伍　经来之时，湿食停滞脏腑，寒邪袭伤经络，于是周身内外拘急疼痛，恶寒不食。应得营卫两治，表里分消。

当归须三钱，酒洗　炙甘草八分　黄木通八分　红梅花八分　川桂枝钱半　广郁金钱半　北细辛八分　红谷芽三钱　酒白芍钱半　生香附钱半　鹿角片三钱　腹皮绒钱半，酒洗　生姜三片　大枣三枚

评议：处方系桂枝汤、当归四逆汤合化。究其治法之理，一则因感受寒邪，营卫不和，故用桂枝汤解肌散寒；一则因经来血虚寒滞，故用当归四逆汤加鹿角片养血温经散寒。至于谷芽、香附、腹绒之用，意在理气消食。《伤寒论》有伤寒适值经来或经

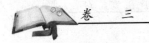

断以致"热入血室"之证，用小柴胡汤或刺期门以治，与此案有间。阮氏活用经方，于此可见。

顾　经后背胀，小腹疼痛，兼之湿食凝滞中宫，故不欲食，食之则胸膈痞胀。理宜调和气血，佐以消食利湿。

制香附三钱　川桂枝钱半　广郁金钱半　炒谷芽三钱　酒元胡三钱　炙甘草八分　鹿角屑四钱　白茯苓三钱　酒白芍三钱　全当归三钱

评议：经后背胀腹痛，乃血亏冲任虚寒所致，故用当归、白芍补养营血，桂枝、鹿角屑暖宫祛寒，复加香附、元胡、郁金理气止痛。又因湿食阻滞中宫，故以茯苓、谷芽健脾消食。诸药配伍，共奏养血暖宫、理气止痛、健脾消食之效，于证颇为合辙。

章　产后被寒湿发嗽，连连不止，郁伤肺络，痰中稍带血，加之冲气上逆，膈间似乎刺痛，乳汁减少，当与宣通之法。

佛手花八分　苦杏仁钱半　紫丹参二钱　西紫苑钱半　广橘络八分　川通草八分　川郁金钱半　款冬花二钱　鸡冠苏八分　白蔻仁八分　玫瑰花六朵

评议：咳血而丝毫不用止血药物，反用丹参、郁金等行血之品，显然是遵缪仲淳"宜行不宜止血"之训。对照当今临床，见血止血并不罕见，不少医生往往遇到咳血，就用仙鹤草、藕节、白茅根之类，而对活血药物，常弃而不用，深恐会加剧出血。其间选药之恰当与否，全赖学识和经验耳。观是案，确能发人深省，启发良多。

苏　怀孕六月，感受暑邪，复加寒湿，身体沉重，怕寒发热，咳嗽呕恶，饮不能食。脉见实滑，舌苔白腻。治暑必兼利湿，除寒佐以安胎。

藿香梗一钱　青蒿梗（编者按：剂量原缺）　篜竹茹一丸　紫苏梗八分　水佩兰一钱　连皮苓钱半　炒枳实六分　炙甘草六分　青蒿梗一钱　广橘络八分　苦杏仁钱半　春砂仁六分　淡黄芩六分

评议：妊娠感邪而致病，当祛邪为急务，邪去则胎不受伤而自安，此保胎之上策也。切勿乱投补养安胎之品，致闭门留寇而危及胞胎。《内经》有"有故无殒"之论，实为医者南针。学习此案，对治疗妊娠疾病，不无启迪。

曹　小儿暑痢，腹痛里急后重，昼夜无度，其色或红或白，治以清热导滞，谅保无虞。

瓜蒌皮仁各一钱　清六散钱半　凤尾连六分　真川朴六分　山楂末二钱　藿香便八分　青木香六分　川通草六分　荷叶蒂五枚

评议：此处方得力于治痢良药香连丸，余皆祛暑导滞之品，乃"审因论治"之法。若加白头翁、秦皮之类，取效当更速更好。

罗　经水不调，背胀腹痛，近因受暑感寒，中阳被困，大便自利，四肢厥冷，头痛恶寒。拟方于下。

泽兰叶钱半　生香附钱半　茅山术钱半　广藿香钱半　玫瑰花八朵　广郁金钱半　紫川朴一钱　川桂枝一钱　广陈皮一钱　赤茯苓三钱　炙甘草八分

评议：据其病因和症状，鄙意用香薷饮疏解寒暑之邪，大顺散（干姜、杏仁、肉桂、甘草）温阳祛寒止泻，似更恰合，是耶否耶，就正于高明。

程　冒雨受寒，郁伤肺气，咳嗽连连不止，治以开肺。

生麻黄钱半　款冬花三钱　广橘络红各八分　冬前胡钱半　苦杏仁三钱　旋覆花钱半　桑白皮三钱　炙甘草八分　佛手花钱半

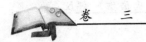
西紫苑钱半

评议：此寒邪伤卫，肺失肃降致咳嗽案，故治以宣肺散寒，化痰止咳，方用三拗汤、止嗽散化裁，颇为恰当。

陈　岁逾花甲，恙抱久年，痰涎莫涤，咳嗽迁延，近因怒伤肝气，胸胁刺痛难眠。拟以和肝顺气，暂借药力安然。

京杏仁二钱　佛手柑一钱　紫丹参二钱　春砂仁八分，冲　白茯神二钱　玫瑰花一钱　紫沉香六分，冲　灵磁石三钱　生香附一钱广郁金一钱

评议：宣肺化痰，和肝顺气并用，乃旧疾新病兼治之法。《内经》谓"怒伤肝"，又足厥阴肝脉布胁肋，故肝气受伤，胁痛所由作也。

程　冲为血海，任主胞胎。今因妊娠八月，冲任虚弱，以致胎元下坠，膀胱气阻，小便涩痛。仿东垣补中益气汤加味治之。

东洋参钱半　生处术二钱　绿升麻六分　红枣杞二钱　炙叙芪三钱　炒青皮八分　软柴胡六分　春砂仁八分　白归身二钱　西草梢八分　阿胶珠二钱　淡子芩八分

评议：此为"子淋"，病由冲任虚损，胞胎下坠，压迫膀胱，致膀胱气化不利而致。方用补中益气汤升清举陷，俾下坠之胞胎得以升举，膀胱气化通利，其病自解。

蔡　经停两月，治宜通经活血。

当归须四钱　赤芍药二钱　炙甘草八分　川芎劳钱半　原红花一钱　泽兰叶钱半　制香附二钱　川牛膝三钱　光桃仁钱半　广山漆钱半　元胡索二钱

评议：处方系桃红四物汤加减，案语虽简，但以方测证，本例经闭，乃瘀血阻滞冲任所致，通经活血，自是不易治法。

丁　暑伤肺络，湿壅脾经，上不清肃，中不运化，以致痰气交作，咳嗽身热而神识不清矣。脉象洪滑，舌红渴饮，阴液复伤。拟清络解暑，佐以顺气化痰。

丝瓜络一寸　扁豆花廿四朵　川贝母一钱　川通草八分　鲜荷叶一角　萝卜络一钱　生竹茹一丸　连翘壳一钱　西瓜翠二钱　青蒿梗一钱　佛手花八分　淡竹叶八分

又　痰气燥渴，稍觉平润，但潮热未退，自言自语，似乎神虚。再进安神清热兼养液法。

白茯神二钱　藿香梗一钱　京杏仁一钱　扁豆花卅朵　辰砂冬一钱　丝瓜络一寸　川贝母一钱　糯稻根一握　青蒿梗一钱　篁竹茹一丸　广橘络八分　灯芯丸一个

评议：本例为暑温重证，身热，咳嗽，显系暑邪犯肺之象，神昏乃痰湿蒙闭心窍之征，口渴引饮，无疑暑热伤津之的据。脉洪滑，舌红，表明暑热嚣张，邪气尚盛。故治以清解暑热，化痰祛湿，兼护津液。鄙意天竺黄、竹沥之类当可加入，以增强清热涤痰之效，甚则"三宝"（紫雪丹、至宝丹、安宫牛黄丸）亦可选用，以清心开窍，苏醒神识。

盛　小儿纯阳之体，今逢盛夏缺乳，真水不足，木火偏胜，每交中酉时，上蒙清窍，故目犯鸡盲之病矣。《经》言乙癸同源，水木相生。遵其法而治之。

红枣杞钱半　大生地三钱　山萸肉钱半　湖丹皮一钱　杭菊花钱半　淮山药二钱　白茯苓钱半　建泽泻一钱　女贞子二钱　刺蒺藜一钱　蝉蜕壳六分

评议：鸡盲又称雀目，即夜盲症。本例患儿缺乳，真水不足，木火偏胜而致鸡盲，方用杞菊地黄汤加味滋养肝肾，颇为合

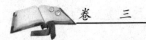

适。现代医学认为本病多因维生素 A 缺乏引起，实属营养不良的
一种病症。临床宜采取中西医结合疗法，效果益彰。同时，还应
采用食疗，多食动物肝脏、鸡蛋等物。

郑　《经》言心主血，肝藏血，脾统血。每次经来如崩漏之
状，均系三脏各失其司，约制无权，红潮洋溢，以致血海空虚，
气无所归，故冲阳上犯君主，心如悬荡，跳动不堪，此乃怔忡之
险症也。理宜补血安神，镇纳冲气，拟此服二三剂然后再商。

东洋参钱半　白归身三钱　远志筒钱半　紫石英三钱　炒处术
二钱　酸枣仁三钱　制香附钱半　炙叙芪三钱　白茯神二钱　紫丹
参三钱　辰砂冬三钱　炙甘草一钱　上药送下补心丹三钱

**评议：本例怔忡由崩漏去血过多，心失所养所致，观其处方
用药，一派补气养血、宁心安神之品，洵为至当。值得留意的
是，本案理法方药一应俱全，文句表述精彩，读来朗朗上口，值
得品味。**

李　耳后多痰核，将成瘰疬之状，内兼经水不调，背胀腹
痛，均系肝血凝滞，少阳之经气不得条达故耳。治宜调和气血，
佐以消痰软坚。

川贝母钱半　生香附钱半　全当归二钱　赤茯苓二钱　夏枯草
二钱　广郁金钱半　南京术钱半　软柴胡八钱　杭菊花钱半　苏薄
荷六分　赤芍药二钱　炙甘草六分

又　诸恙悉平，但颈项痰核未除，再进消痰软坚法。

杭菊花钱半　淡昆布钱半　软柴胡八分　黑元参二钱　明天麻
八分　生石决三钱　生香附钱半　玫瑰花九朵　川贝母钱半　生牡
蛎三钱　广郁金钱半

评议：痰核之证，多因痰瘀互阻，结而成核所致。本例以逍

遥散为主方，意在疏肝解郁，通达气血，复加贝母、昆布、牡蛎、夏枯草、香附、郁金之类化痰理气，软坚散结。合之共奏调和气血，消痰软坚之效，契合病因病机。

戴　经停两月，受暑夹湿，皆因任督失调，背胀腹痛，中阳被困，饮食无多，至于营卫不和，不时微寒微热，证候多端，治非一理。

泽兰叶钱半　广郁金钱半　水佩兰钱半　紫川朴八分　生香附钱半　玫瑰花八朵　广藿香钱半　红谷芽二钱　原红花八分　元胡片钱半　赤茯苓二钱　南京术钱半

评议：受暑夹湿，任督失调，中阳被困是本例的病理症结所在。方中佩兰、川朴、藿香、赤苓、京术祛暑化湿；泽兰、郁金、香附、玄胡、玫瑰花、红花理气活血，为经停而设。惟缺乏调理任督之药，谅本例奇经失调，从因果关系来说，是果不是因故也，去除其"因"，"果"自消失矣。

李　胎前发疟，及至产后月余，疟亦未愈，未免血液亏乏，所以乳汁无多。议从气血两补，即能通乳以除邪。

东洋参钱半　留行子钱半　炙叙芪三钱　炙甘草八分　白归身三钱　软柴胡八分　大川芎钱半　川桂枝八分　生处术钱半　香白芷八分　鹿角片四钱　川通草八分

评议：乳汁由气血化生而成，气血不足，乳汁缺乏所由来也。集大补气血药物于一方，以资乳汁生化之源，复加留行子、通草通达乳络，寓通与补，其效当可自见。民间常用黄芪、通草通乳，也有用猪蹄炖黄芪增多乳汁，附记于此，以供参考。

洪　暑伤胃阴，湿伤脾阳，阴阳两伤，化纳失职，饮食无味，营卫乖张，寒热不清。治以辛凉芳香而解暑，佐以辛温淡渗

而化湿。

省头草钱半 六神曲钱半 连皮苓三钱 川通草八分 荷花叶一角 大豆卷三钱 紫川朴八分 藿石斛二钱 广藿香钱半 水法夏钱半 糯稻根一握

评议：本例病因是暑与湿，病位在胃与脾，案中所谓"暑伤胃阴""湿伤脾阳"是也。方用省头草（佩兰）、藿香、连皮苓、通草、荷叶、川朴、法夏、大豆卷祛除暑湿，石斛、糯稻根滋养胃阴，刚柔并施，标本兼治。叶天士尝谓："太阴湿土，得阳始运，阳明阳土，得阴自安。"这在本案中有所体现。

叶 胎前暑痢，里急后重，日夜无度，郁伤胎元，因未足月而分产，邪气乘虚内陷，血凝气滞，腹痛异常，其痢尤甚。拟用去瘀生新，佐以清热导滞。

西当归二钱 光桃仁一钱 山楂炭二钱 真川朴五分 紫丹参二钱 瓜蒌仁二钱 清六散二钱 绿芦连五分 大川芎一钱 炮姜炭五分 川通草五分 广木香五分

又 恶露已行，大便稍朗，但身热未除，腹痛后重仍然，加之身体酸痛，口干渴饮。脉象洪数，舌苔中黄而边白。再进清热疏气法。

荷叶蒂七枚 清六散三钱 真川朴八分 川通草八分 鲜金钗三钱 连翘壳钱半 峨眉连八分 丝瓜花五朵 鲜生地四钱 川郁金钱半 青木香八分 扁豆花卅朵

评议：首诊以生化汤祛瘀生新，得力于《傅青主女科》治产后病之法。复加清热导滞之品以治痢；复诊恶露已行，故重在清热导滞以治痢，并加生津养液之品以护阴。如此急症，似有病重药轻之嫌，鄙意仲景白头翁汤、葛根黄芩黄连汤，宜于择用。

张　素多痰饮，背胀腹痛，此系脾肾虚寒故耳。治法不外乎温补除痰。

白茯苓三钱　炒处术二钱　广陈皮钱半　红枣杞三钱　川桂枝钱半　炙甘草八分　水法夏钱半　补骨脂三钱　巴戟肉三钱　菟丝饼三钱　炒杜仲三钱　生鹿角三钱

评议：《金匮要略》云："病痰饮者，当以温药和之。"其代表方剂是苓桂术甘汤。本例宗其法，合用苓桂术甘汤、二陈汤，融经方时方于一炉，十分妥帖。至于用菟丝子、杜仲、补骨脂、枸杞子、鹿角等，乃基于肾主水，为痰饮之源的理论，同时久病"穷必及肾"，亦是应用补肾药的重要依据。

缪　经期却被寒邪客于胞宫，凝滞血脉，积成癥瘕，其腹渐大，如怀胎之状，太冲约制无权，经水时常走漏。及至两月余，乃所积之物，亦大下之，形如鲊鱼，以致精神颇倦，头旋眼黑，小腹疼痛，有块攻触，似乎积瘀未清。此乃攻补难施之症，徒然攻之，重伤元气，补之阻滞瘀血，只得生新去瘀兼治一法。

西当归三钱　阿胶珠二钱，蒲黄炒　生鹿角四钱　山楂炭三钱　大川芎钱半　艾叶炭八分　鹿角霜四钱　紫瑶桂六分　赤白芍二钱，各半　川万断三钱　制香附钱半　炙甘草六分

评议：寒客胞宫，瘀血凝聚，积成癥瘕，已是难治之疾，加之经水走漏，以致虚症迭出，本虚标实，补之恐瘀益固，攻之又虑重伤正气，阮氏姑用胶艾四物加温肾固冲之品，意在生新去瘀，然欲奏效，殊非易事。

章　小儿湿热下注大肠，营分被伤，粪后见血。主以清热和营法。

银花炭一钱　山楂炭二钱　生白芍一钱　荷叶蒂五枚

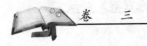

上药煎送香连丸一钱

评议：湿热下注大肠，阴络受伤而致便血，故用清热和营法，药味无几，可收药简力专之效。方中香连丸系治痢名方，移用于此，正合病机。

马　脾主升，胃主降。今暑湿之邪扰于中宫，清浊混淆，当升而反降则下致泄泻，当降而反升则上犯呕吐。主以调理中州之法。

生白术钱半　扁豆仁三钱　春砂仁八分　广藿香钱半　白茯苓三钱　久陈皮一钱　紫川朴八分　川桂枝八分　汉苍术钱半　生米仁三钱　水法夏钱半　炙甘草八分

评议：暑湿伤于肠胃，升降失常，以致吐泻并作，治当祛除暑湿，调理中州。观其所用方药，乃六和汤化裁。盖六和汤出《医方考》，由白术、半夏、人参、杏仁、砂仁、木瓜、藿香、扁豆、赤茯苓、甘草组成，主治夏月饮食不调，暑湿伤于肠胃，升降失常，清浊混淆，而致霍乱吐泻。用于本例，适得其宜。

黄　痰嗽而见血，乃金水受病矣。若非保肺养阴，温肾纳气，从何而治乎？

北沙参三钱　京杏仁二钱　瓜蒌仁钱半　西紫苑钱半　阿胶珠二钱　川贝母钱半　佛手花八分　款冬花二钱　淡苁蓉钱半　紫沉香六分　灵磁石三钱

评议：此乃金水相生，温肾纳气之法，宜于久嗽肺阴损伤，金不生水，而成肺肾俱虚、气不摄纳之证，与本例正合。宜加藕节、白茅根等药以凉血止血。

阮　年出古稀，元海无根，孤阳上越，今因感冒风邪，痰随气升，太空被塞，蓦然昏厥。《经》言：急则治其标。先进降气化痰，续后再商。

紫苏子一钱　赖陈皮一钱　紫沉香六分　冬前胡八分　苦杏仁二钱　萝卜络一钱　灵磁石二钱　炙甘草六分　仙制夏一钱半　佛手柑一钱

又　气平痰降，神识清灵，但邪发身热，咳嗽渴饮。再进辛凉清热，兼滑痰法。

苏薄荷八分　大力子钱半，炒研　瓜蒌皮钱半　川贝母钱半　苦杏仁钱半　连翘壳钱半　生竹茹一丸　杜兜铃钱半　炙甘草八分

评议：厥证种类甚多，历代文献记述有尸厥、薄厥、煎厥、气厥、痰厥、血厥、寒厥、热厥等名。试观本例症状，当属痰厥无疑，故用化痰降气以治。患者素体甚弱，元海无根，孤阳上越，此乃痼疾，根据"急则治标"之原则，先当救治痰厥，俟厥瘳再商它治。

曹　暑热之邪，自口鼻吸受，先伤上焦，由中以及下。盖肺主一身之气，肺气不化则浊湿停留，致气机不灵，是故胸痞腹胀，而肠胃不通，大便涩滞，腹痛里急后重，外致身体发热。脉象呆钝，舌泛白苔。当以宣通上焦为扼要。

藿香梗钱半　白蔻仁八分　萝卜络钱半　荷花叶钱半　冬瓜仁三钱　瓜蒌仁皮三钱，各半　制川朴八分　川通草八分　苦杏仁三钱　山楂末三钱　水佩兰钱半

评议：本例为暑湿充斥上、中、下三焦，气机不灵，是以证候繁多。阮氏紧紧抓住肺主气，"气化则湿化"（吴鞠通语），处方用药以宣展肺气为主，俾气机灵动，三焦之湿浊自然而解。案中所说"当以宣通上焦为扼要"，即是此意。

丁　上焦伏暑初发，前医误投清暑益气汤，以致膈气被郁，

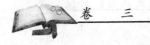
大便不通，腠理受碍，身热无汗，欲咳而不能咳，欲饮而不能饮。当以宣通表里为治。

苦杏仁钱半　广郁金钱半　家苏叶八分　白茯苓钱半　白蔻仁八分　萝卜络钱半　水法夏钱半　川通草八分　藿香梗钱半　瓜蒌实钱半　川紫朴八分

评议：伏暑误补，以致邪气愈闭，不得外泄，见症皆病邪阻遏之象。当此之时，务必以宣通表里，放邪出路为是，观其处方，乃藿朴夏苓汤参合三仁汤意，正合此意。

余　妇人经水不调，近因暑热下注大肠，伤于营分，腹痛里急后重，致成血痢之症。脉数舌绛，非凉血导滞不为功。

山楂炭三钱　赤芍药钱半　云连炭八分　黄柏炭钱半　银花炭钱半　湖丹皮钱半　青木香八分　真川朴六分　荷叶蒂五枚　白头翁二钱　花槟榔六分

评议：暑热下注大肠而成血痢，方以白头翁汤、香连丸、木香槟榔丸合化，复加银花炭、丹皮凉血，组方堪称周密，用于热痢兼夹积滞，当能克奏肤功，很值得借鉴。

钱　暑湿伤脾，转输失职，阑门清浊不分，致成泄泻。续后似乎肠鸣腹痛，欲作滞下之象。治以疏湿理气为主。

白茯苓三钱　广藿香钱半　杭青皮八分　生谷芽二钱　建泽泻二钱　紫川朴八分　江枳壳八分　大腹皮钱半　南京术钱半

评议："滞下"，即痢疾之别名。本例暑湿伤脾而致泄泻，"续后似乎肠鸣腹痛"，阮氏认为有"欲作滞下之象"，故以疏湿理气为治，意在杜痢疾之成，亦可称"治未病"之法也。

蔡　暑伏三焦，元虚不能达邪外出，郁而延久，周身肤腠皆痛，行止坐卧不安，耳聋口燥，脉涩，舌苔燥白。似热非热，似寒非寒，药难纯用，只得温凉兼治可也。

省头佩一钱　连翘壳钱半　川朴花八分　荷花叶一角　白蔻壳八分　山栀壳八分　川通草六分　鲜芦根二钱　淡竹叶八分　广郁金八分　丝瓜络一寸

评议：中医治病之法，十分强调"放邪出路"，这样才能促使邪气外解，里气自和，其病乃瘳。案中所论所治，即立足于给邪以出路，毋使"郁而延久"，庶几无误。省头佩，即佩兰。

丁　老年脾肾虚寒，金水衰惫，故有气浮多嗽，腹痛便溏等症。拟以温补敛气法。

酒贡芍三钱　白茯苓三钱　老干姜八分　紫沉香八分　川桂枝钱半　炒处术二钱　北五味八分　老生姜三片　炙甘草八分　西党参三钱　淡吴萸八分　大黑枣三枚

评议：本例颇似现代医学的老年慢性气管炎。其症上则气浮多嗽，下则腹痛便溏，显属脾肾虚寒，金水衰惫之证。方以六君、理中、苓桂术甘合化，复加沉香、吴萸温肾纳气，姜、细、味三药辛酸并用，开合结合，是仲景治疗咳嗽的对药，小青龙汤组方即是其例。

郑　时值季秋，燥伤肺阴，湿困脾阳。今痰湿愈多，则肺液愈燥，是故咳嗽声嘶，痰滞而不滑矣。从手足太阴合治法。

京杏仁二钱　炙蒌皮二钱　炙冬花二钱　宋公夏钱半　川贝母钱半　生竹茹二钱　广橘络一钱　白茯苓二钱　炙甘草八分

评议：秋天燥气盛行，又为湿土司令，燥伤肺金，湿困脾阳，以致肺脾受伤而致咳嗽声嘶，痰滞不滑。阮氏既用杏仁、川贝、炙蒌皮、炙冬花润肺止咳，又用半夏、橘络、茯苓运脾燥湿，润燥并用，肺脾两调，用药颇具巧思。

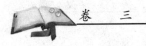
郏　阴虚阳不潜藏，水火不得既济，所以痰泛气阻，喘嗽难安。若非镇纳浮阳，交通水火，焉能取效。

川百合钱半　远志筒钱半　海南参二钱　仙制夏钱半　代赭石二钱　白茯神二钱　旋覆花二钱　炙甘草八分　酸枣仁二钱　上药送下黑锡丹五分　来复丹五分

评议：方用旋覆代赭汤平冲降逆以镇上浮之痰饮；百合养阴润肺以治咳喘；远志、枣仁、茯神宁心安神，据此患者当兼见寐劣或心悸症状。妙在用黑锡丹、来复丹镇摄浮阳，补肾纳气。值得指出的是，旋覆代赭汤临床一般多用于胃失和降的噫嗳，阮氏移用于此，其活泼泼的应用经方，值得称道。

邵　湿内陷，郁久成痢，噤口不食，腹痛，里急后重，其色或红或白或紫或黑。脉象洪数，舌苔焦黑黄，此乃危险之症也。勉拟清热利湿等法，若得松机，后容再酌。

鲜芦根四钱　清六散三钱　绿芦连八分　真川朴八分　鲜石斛三钱　鲜荷叶一角　青木香八分　川通草八分　金银花三钱　扁豆花卅四朵　煨葛根钱半

评议：噤口痢乃痢疾中一种重危之症，多见于久痢胃气衰败，以下痢不欲饮食，肌肉瘦削等为主要临床表现，但也有湿热蕴结肠中，邪毒亢盛而属实证者。本例据其脉症，诚属实热之证，故以清热利湿法祛除邪毒为主。惟用药似嫌轻薄，如此重症，恐难胜任。

盛　小儿厥阴下痢，腹痛手冷，呕恶吐蛔。拟以乌梅丸法加味治之。

乌梅肉半枚　川黄柏三分　老干姜三分　西当归三分　北细辛三分　峨眉连三分　西洋参三分　川椒肉三分　淡附片三分　川桂

枝三分　淡吴萸三分

评议：本例之治，秉承《伤寒论》"厥阴之为病，消渴，气上撞心，心中疼热，饥而不欲食，食则吐蛔，下之利不止。"其治方乌梅丸不仅能治吐蛔，而且对寒热错杂久痢，亦有良效。现代治胆道蛔虫症，多有报道。

孟　老年酒湿伤脾，饮食减少，肌肉瘦弱，脉来沉细，舌苔白腻，法以调中疏湿主治。

白蔻花一钱　南京术三钱　白茯苓三钱　水法夏二钱　干葛花一钱　建泽泻二钱　广陈皮一钱　紫川朴一钱　生谷芽三钱　生米仁三钱　益智仁钱半　炙甘草八分

评议：本例的辨证关键在于舌脉，"脉来沉细"是脾肾阳虚之象；"舌苔白腻"是脾湿困顿之征。故处方以运脾化湿为主，益智仁功能温补脾肾。药虽寻常，但切合病机，可望取效。

章　天癸来时，风湿袭伤经络，内致肚腹疼痛，外致左手肩髃酸痛不舒。治以宣通气血立法。

当归全三钱　炙甘草八分　川紫朴一钱　桑寄生钱半　嫩桂枝钱半　制香附二钱　广山漆一钱　青防风一钱　酒贡芍钱半　延胡索二钱　威灵仙钱半　姜三片　枣三枚

评议：祛风通络，活血止痛，处方用药罗罗清疏，紧扣病机，宜乎师法。

狄　症由外感，致成内伤，今中土衰败，腹痛，大便溏薄，四肢浮肿，舌将溜苔。兹因脾土受戕，则金水无济，所以潮热、咳嗽、燥渴等症互相交作矣。

西洋参一钱　生处术二钱　炙叙芪二钱　白茯苓二钱　阳春砂六分　炙甘草八分　扁豆仁三钱　生姜三片　酒白芍二钱　活桂枝八

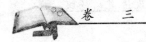

分　广木香六分　大枣三枚

评议：脾主运化，为气血生化之源，五脏六腑皆禀气于脾胃。今"中土衰败"，运化无权，故肺肾诸脏皆失其所养，腹痛便溏，浮肿咳嗽，潮热燥渴，由是蜂起。图治之法，要在培补脾胃，方用参苓白术散、桂枝汤合化，诚得治法之要领。桂枝汤一方，前贤有谓"外证得之，能解肌去邪气；内证得之，能补虚调阴阳。"其用途之广，可想而知。称其为"群方之魁"，良有以也。

李　肾开窍于耳。乃咳嗽延久，肾气上升，蒙闭清窍，故有耳鸣失聪之症。

淡苁蓉钱半　灵磁石三钱　海南参三钱　水法夏钱半　红枣杞三钱　代赭石三钱　旋覆花三钱　九节蒲钱半　炙甘草一钱

评议：肾虚耳鸣失聪，临床一般用耳聋左慈丸以治，本案所列方药，尤其是旋覆花、代赭石之用，可谓别开生面，独具一格，可供参考。

刁　风寒侵肺，嗽而不止，前医误投燥药，肺阴受伤，故蓦然失音耳。

杜兜铃钱半　大力子钱半　瓜蒌皮钱半　北桔梗八分　亳花粉钱半　川贝母钱半　苦杏仁钱半　篁竹茹钱半　生甘草八分　鸣蝉衣五个

评议：咽喉为肺之门户，呼吸之要道。失音由肺金受邪或肺阴损伤而引起者，屡见不鲜。本例当兼见咳嗽痰出不爽等症，故用药如此。

王　禀性阴寒，饮食易积，胃脘每生虫痛之病。

广郁金钱半　炒枳实八分　川椒肉八分，炒，去目　川楝子钱半

藿香梗钱半　制川朴八分　淡吴萸八分　春砂仁八分　白雷丸八分

评议：阳虚体质，脾运不良，饮食易积，食积生虫，虫动脘痛，是本例之病理症结所在。药用川椒、吴萸温暖胃阳，川朴、枳实、砂仁、藿香梗理气消积，川楝子、白雷丸功擅杀虫止痛，配伍合理，自当有效。

罗　经停数月，因湿食感触，蓦然腹痛，秽血大下，黑色成块，延至数日，积瘀未清，腹痛不止。当以辛温苦降，兼消导法治之。

当归全二钱　紫安桂八分　制香附钱半　炒山楂三钱　赤芍药二钱　黄木通八分　元胡索钱半　西琥珀八分　杭青皮　淡吴萸（编者按：此二药剂量原缺）

评议：经停数月，忽腹痛秽血大下，黑色成块，血瘀之象毕露，故投补气活血之剂，诚属正治之法。方中琥珀一味，用得正巧，既能止血，又能消瘀，可谓一举两得。

林　老年营卫两虚，腠理不固，夜间睡卧，右手失于遮护，以致寒邪袭伤经络，故右手痹痛不得舒展。拟以黄芪五物饮加味治之。

炙黄芪三钱　酒贡芍三钱　片姜黄钱半　桑寄生钱半　川桂枝三钱　淡附片钱半　威灵仙钱半　生姜三片　大红枣三枚

评议：黄芪桂枝五物汤出《金匮要略》，主治血痹，症见肌肤麻木不仁。阮氏移用于"风寒湿三气杂至，合而为痹"的痹症，并加桑寄生、威灵仙、姜黄、附片等祛风散寒止痛之品，其巧用经方，的确用心良苦。

叶　中焦受暑夹湿，肝阳上旋，故犯呕恶不食，头角抽掣等症。治非扶土平肝不可。

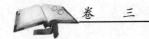

　　白茯苓三钱　　水法夏二钱　　川紫朴一钱　　杭菊花钱半　　广藿香钱半　　水佩兰钱半　　炙甘草八分　　明天麻钱半　　生谷芽二钱　　生米仁三钱

　　评议：方中茯苓、川朴、藿香、佩兰、半夏、米仁祛暑湿；菊花、天麻凉肝息风，用药紧扣病机，效验有望。

　　曹　崩漏之后，脾肾两虚，湿凝不化，腹痛食减，兼之血燥神虚，夜卧不安。脉象沉细，舌苔白滑。治以调补安神为是。

　　炒白芍三钱　　远志筒钱半　　白茯神三钱　　合欢皮三钱　　川桂枝钱半　　酸枣仁三钱　　炒处术二钱　　炙甘草一钱　　春砂仁八分　　广木香八分

　　评议：处方重在补养心脾，调和营卫，实为归脾汤、桂枝汤合化而成，与"脾肾两虚""湿凝不化"似欠合拍。

　　洪　寒邪袭伤肺络，嗽久不止，药当以络治络。

　　广橘络八分　　篁竹茹一丸　　旋覆花钱半　　西紫苑钱半　　丝瓜络二寸　　萝卜络八分　　佛手花八分　　冬前胡八分　　苦杏仁钱半　　款冬花钱半

　　评议：本例病机是寒客肺络，阮氏药用橘络，篁竹茹、丝瓜络、萝卜络，意在入肺通络，化痰止嗽。案中所谓"以络治络"，乃取类比象的方法。

　　赵　产后恶露不行，小腹有块攻痛，当从生化汤加味治之。

　　西当归四钱　　光桃仁一钱　　泽兰叶钱半　　制香附二钱　　大川芎钱半　　黑炮姜一钱　　原红花一钱　　元胡片二钱　　紫瑶桂六分　　西琥珀六分　　炙甘草六分

　　评议：《傅青主女科》详载生化汤及其加减方治产后恶露不行，瘀血留滞的诸多病症，可与本案互参。

王　老年命火衰微，湿阻气化，致水道不利，小腹痞胀，非温通利湿不为功。

白茯苓三钱　洁猪苓钱半　紫瑶桂一钱　杭青皮钱半　建泽泻二钱　生冬术钱半　楮实子三钱　台乌药钱半

评议：处方系五苓散加味，桂枝改瑶桂者，命火衰微故也。

程　小儿食伤脾胃，复感风邪，头面肚腹浮肿，四肢亦然，非消食健脾兼疏风不可。

南山楂钱半　广陈皮八分　紫川朴八分　川羌活六分　炒谷芽钱半　川桂枝六分　生冬术一钱　青防风六分　南京术一钱　白茯苓钱半　大腹皮一钱　炙甘草六分

评议：外感风邪，内伤饮食，出现头面肚腹浮肿，病非轻浅，方用健脾消食疏风法，内外兼治，希冀病获转机。然此等病症，从现代医学来看，可能罹患急性肾炎，需引起足够的重视。

应　小儿指经黑色，原系伏暑，复感风寒，皮毛闭塞，腠理不通，乃内外之邪，互相郁遏，是以心阳不达则厥，肝风眩掉则痉，痉厥双兼，治非易易。先拟表散平肝，佐宣通内窍，续后再商。

苏薄荷八分　钩藤钩一钱　荆芥穗八分　青防风八分　丝瓜络一钱　广郁金八分　明天麻八分　至宝丹一颗　佩兰叶八分

又　前症未平，痰火复发。

川贝母一钱　羚羊片三分　淡竹叶八分　钩藤钩一钱　筆竹茹一丸　青连翘一钱　苏薄荷六分　明天麻八分　牛黄丸一颗

又　诸症似乎平复，但伏暑未清，身热不退，再进解暑清热，佐以通窍辟邪。

荷花叶八分　青连翘一钱　犀角尖三分　筆竹茹一丸　水佩兰

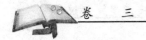

八分　淡竹叶八分　丝瓜络一寸　川通草六分　钩藤钩八分　紫雪丹一分

　　评议：痉厥乃儿科常见的证候，多见于热病热极生风，邪入心窍之证。本例伏暑复感寒邪，阳郁不达，肝风扇动，是以痉厥并至。阮氏审察症情，揆度病因病机，以解散表邪，息风开窍为治，药证相符，故获捷效。

　　杜　妇人奇经八脉不和，月事愆期减少，背胀，腹痛，腰痛，腰酸，眩晕，怔忡。若非调理奇经，如何治法？

鹿角片四钱　白归全三钱　酒白芍钱半　白茯神三钱　制香附三钱　紫丹参三钱　川桂枝钱半　炙甘草一钱　红梅花一钱　远志筒钱半　酸枣仁三钱　春砂仁一钱　生姜三片　元枣三枚

　　评议：病在奇经八脉，故月经愆期量少，余症由心、肾亏虚引起，故用药如是。值得一提的是，桂枝汤入方，乃秉桂枝汤"内证得之，能补虚调阴阳"。（尤在泾语）

　　章　寒暑湿杂感，致痰饮格拒肺气，身热喘促咳嗽。先进化痰降气，续后再商。

苦杏仁二钱　白茯苓二钱　炒竹茹一丸　紫沉香五分　藿香梗一钱　广橘络红各五分　炒枳实六分　来复丹五分　水法夏钱半　炙甘草六分　制川朴六分

　　评议：本例系痰饮为患，痰贮于肺，肺失肃降之权，喘促咳嗽由是而作，故以化痰降气为治。

　　沐　昨因风寒伤肺，咳嗽多时，曾经表散太过，引动冲气上升，加之老年血虚，气无所归，其嗽尤甚。今拟养血敛气，佐以化痰，可望向安。

西当归二钱　紫苏子八分　老干姜六分　川桂枝八分　酒白芍

二钱　水法夏钱半　北五味六分　紫沉香六分　青盐皮八分　紫川朴六分　炙甘草六分

评议：老年血气已虚，复感风寒，肺卫受伤，是以咳嗽缠绵多时，为本虚标实之证，故处方养血敛气以固其本，化痰蠲饮以治其标。鄙意景岳金水六君煎（当归、熟地黄、陈皮、半夏、茯苓、甘草）亦可选用。

毛　寒邪伤肺，皮毛栗栗，咳嗽连连，当从手足太阴经主治。

苦杏仁钱半　江枳壳八分　北桔梗八分　水法夏钱半　冬前胡八分　薄橘红八分　苦杏仁钱半　水炙草六分　紫苏叶八分　生姜三片

评议：此宣肺解表，化痰蠲饮兼施之法，宜于外感风寒，内有痰饮之证，临床极为常见。

张　郁伤心脾，经脉不和，心胸悸动，寤而不寐，饮食无味，略兼咳嗽。宜调养怡情，是为正治。

白茯神三钱　广郁金钱半　全当归三钱　佛手花八分　远志筒钱半　北沙参三钱　生香附钱半　炙甘草八分　酸枣仁三钱　紫丹参三钱　玫瑰花八朵

评议：本例得之情怀抑郁，心脾受伤，而见心悸，不寐，饮食无味等证，即《内经》"二阳之病发心脾"是也。故药用理气解郁，养心安神之品。然则病由情志内伤而发，故案中强调"宜调养怡情"，徒守药饵，未足恃也。

赵　禀性阴寒，每患心痛。现因湿困中阳，纳化失职，故不欲食，食则胃脘痞胀，腹亦微痛。拟以辛热通阳法。

紫安桂一钱　制香附钱半　益智仁钱半　广郁金钱半　酒白芍

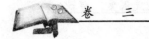
二钱　高良姜一钱　藿香梗钱半　炙甘草八分　炒枳实一钱　制川朴一钱

评议："心痛"，是指"胃痛"。患者为阴寒之体，因湿困中阳，致胃不受纳，脾失运化之职，故脘腹胀痛，不欲饮食由是而作。观其处方用药，乃辛温通阳，俾阳通则寒湿得化，脾胃功能复常，诸症自解矣。方中制香附，高良姜，名良附丸，是治寒性胃痛的简易名方。

蔡　老年肾阴亏耗，肝阳挟督阳上元，阴不内守，故血随清道上泛，而鼻衄不止。拟和营降逆法。

大生地六钱　阿胶珠三钱,蒲黄炒　川藕节三钱　别直参钱半生白芍三钱　淮牛膝三钱　炒侧柏钱半　黑元参三钱　大破冬三钱生龟板八钱　降真香八分　炙甘草八分

评议：阴虚阳亢，相火上扰，阳络受伤而致鼻衄。处方以滋阴潜阳为主，降真香、淮牛膝引血下行，侧柏、藕节凉血止血。惟别直参之用，似嫌温补太过，也许虑及老年气阴两虚，取其与地黄、天冬配合而成三才汤，有滋补气阴之功，乃兼顾从体（体质）论治之法也。

戴　脾肾虚寒，每致大便泄泻，宜温补脾肾以固涩。

西潞党三钱　炒处术二钱　白茯苓二钱　炙甘草一钱　淡附片钱半　炮均姜钱半　肉果霜八分　淡吴萸八分　广陈皮一钱　补骨脂二钱　春砂仁八分,研冲

评议：脾肾虚寒而泄泻，附子理中汤加味治之，最为合适。

阮　奇脉内损，冲阳上逆，每致心下触动，或上攻头角抽掣眩晕。兼之经期错乱，腰酸腹痛，营卫不和，寒热往来。拟用调经和解，佐以镇逆平肝。

紫石英三钱　杭菊花一钱　春砂仁八分　苏薄荷六分　全当归二钱　白芍药二钱　玫瑰花六朵　西琥珀六分　明天麻一钱　白茯神二钱　软柴胡八分　炙甘草六分

评议：观其处方用药，为逍遥散化裁，重在解郁调经，镇逆平肝，以此推测，其病因病机与情志不舒，肝气郁结不无关系。其病变重心当在于肝，"妇人以肝为先天"，此之谓也。

钟　热邪消烁真阴，少火化成壮火，火势鸱张，肝风发越，致手足颤动，汗多谵语，将成痉厥之症。兼之舌焦脉数，身热燎人。此非甘凉救阴，苦寒清热不可。

鲜生地四钱　鲜桑叶五幅　丝瓜络钱半　金银花三钱　鲜石斛二钱　鲜竹茹钱半　钩藤钩钱半　淡竹叶钱半　鲜梨皮三钱　杭菊花钱半　连翘壳三钱　大云连八分

评议：本例乃热极生风，邪入心胞，欲成痉厥之重症，究其病因，为热邪燔灼，阴液大亏，舌焦脉数是其的据。所用方药，重在滋阴养液，清热息风。鄙意紫雪丹亦可加入，以其功擅清热息风，开窍醒脑故也。

陈　寒湿凝滞下焦，致膀胱气化不通，则小水秘涩；大肠传导失职，则大便不行。拟用温通淡渗法治之。

淡附片钱半　南京术钱半　建泽泻二钱　台乌药钱半　生锦纹钱半　赤茯苓三钱　紫瑶桂八分　绿升麻四分　北细辛八分　洁猪苓钱半　杭青皮钱半　软柴胡四分

评议：膀胱、大肠位居下焦，寒湿客之，膀胱气化不通，是以小便秘涩；大肠传导失职，遂使大便不行。方用附片、大黄温下寒积，五苓散渗利小便，桂枝改肉桂者，以增强温阳之功；升麻、柴胡取其升举清阳之意。

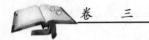

盛　暑湿伤脾，饮食无味，四肢酸软；营卫不和，身体微寒微热。脉缓，舌苔淡白。拟以醒脾化湿，兼解暑法。

汉苍术钱半　水法夏钱半　白蔻壳钱半　细桂枝八分　六神曲钱半　连皮苓二钱　绍紫朴八分　川通草八分　省头兰钱半　陈皮丝八分　荷叶边一角

评议：暑分阳暑、阴暑两大类，据其舌脉及其他症状，本例当属阴暑即暑邪夹寒湿为患，故方用平胃散合芳香化湿之品，复加桂枝温阳去寒，颇为恰当。

尤　七情怫郁，气不舒畅，致郁热湿浊上蒸，心下燔灼悸动，似乎微痛；或木火凌胃，刻饥嘈杂。治法不外乎宣通解郁。

生香附钱半　抚芎劳八分　白茯神三钱　紫石英三钱　六神曲钱半　南京术钱半　水法夏钱半　水云连八分　生山栀钱半　绍紫朴八分　家苏叶八分　淡吴萸八分

评议：本处方为越鞠丸合左金丸化裁。盖两方皆出自朱丹溪《丹溪心法》，越鞠丸治气、血、痰、湿、食、热"六郁"主方；左金丸治肝火犯胃而见吞酸嘈杂。用于本例，恰到好处。

蒋　暑热内伏，秋凉外束，是以寒热不清，似疟非疟，法宜分清寒热为治。

荷叶边一角　省头草钱半　水法夏钱半　细桂枝八分　粉葛根钱半　六神曲钱半　连皮苓三钱　川通草八分　制绍朴八分

评议：方中桂枝、葛根解肌而祛外邪，余皆透暑祛湿之品，意在内外分消，组方合理，用药精当，有望取效。联系吴又可《温疫论》之达原饮，是治疠气伏于募原而致寒热似疟的名方，与本处方可以互参。

苏　暑温大势已平，但余邪未了，口燥，身体微热，夜卧不安。拟以清络饮加减治之。

青蒿梗钱半　川朴花八分　荷叶边钱半　川通草八分　丝瓜络二寸　淡竹叶钱半　鲜芦根三钱　扁豆花卅四朵　连翘壳钱半

评议：清络饮出《温病条辨》，由荷叶边、鲜银花、西瓜翠衣、鲜扁豆花、丝瓜皮、鲜竹叶芯组成，善治暑热余邪未净，故用轻清解暑之药以廓清余邪。本例师其法而加减用药，甚合病机。

顾　因积而成痢，圊时腹痛后重，所下之物，状如鱼肠，药宜清热导滞为是。

红楂末二钱　赤茯苓二钱　荷叶蒂五枚　真川朴八分　瓜蒌实二钱　凤尾连八分　煨葛根钱半　川通草八分　红谷芽二钱　青木香八分

评议：因积滞致痢，治须去其积，行其滞，此楂末、川朴、壳芽所由用也；荷叶蒂、赤苓、通草为清暑利湿之品，其患发于夏秋季节当可想而知。用药最得力处，在于木香、黄连、葛根三味，乃取治痢名方香连丸、葛根黄芩黄连汤之意。

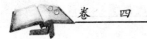

卷 四

林 中下焦沉寒痼冷，湿气弥漫，阳气被扰，每致肠鸣泄泻，腰腹刺痛。脉见迟细，舌苔白滑。拟以热补通阳法。

淡附片钱半 炒处术二钱 补骨脂三钱 西潞党三钱 炮老姜钱半 酒白芍钱半 益智仁钱半 紫安桂八分 淡吴萸八分 白茯苓三钱 炙甘草八分 生姜钱半

评议：本例当属阳虚寒湿泄泻，其辨证的着眼点在于脉迟细，舌苔白滑，方用附子理中汤加味，意在温补脾肾，通达阳气，如是则不治泻而泻自止矣。

阮 郁伤奇脉，经来迟少，背胀腹痛，兼有白带，治宜和血通阳为主。

西当归三钱 酒白芍三钱 元胡片二钱 大川芎钱半 川万断三钱 炙甘草八分 川桂枝钱半 鹿角屑四钱 制香附二钱 油肉桂八分 广郁金钱半

评议：方中芎、归、白芍补血活血，延胡、香附、郁金理气解郁止痛，桂枝、续断、肉桂、鹿角屑温肾暖宫。全方重在调理奇经，不见带止带，治病必求其本是也。

邹 妇人大衍之年，天癸既绝，多思劳神，心血尤虚，复加脾湿熏蒸，故犯怔忡之病，时刻难安。拟以养心汤加减治之。

炙甘草一钱 白茯神三钱 半夏曲二钱 北五味八分 炙叙芪三钱 白归身二钱 紫安桂八钱 酸枣仁三钱 紫丹参三钱 柏子霜钱半 远志筒钱半 西琥珀八分

评议：本例怔忡病因是多思劳神，心血亏虚，神不安藏可知，故方用养心汤加减，甚是。惟案中说"复加脾湿熏蒸"，然方中未及此类药物，是其不足之处。

程　久痢脾肾虚寒，每饭之后，气不运化，以致腹胀，四肢浮肿，非温补运行不可。

别直参八分　炒处术钱半　白茯苓二钱　广木香六分　川桂枝六分　紫川朴六分　大腹皮一钱　广砂仁六分　炙甘草六分　淡附片六分　炒谷芽一钱　江枳壳六分

评议：脾肾虚寒而致腹胀浮肿，自当温补运行，方用香砂六君合附子理中汤意，甚合。复加大腹皮、川朴、枳壳消除肿胀，桂枝温通阳气，效当益佳。

赵　三焦者决渎之官。今三焦受邪，决渎失职，则水道不通，以致气机阻碍，周身浮肿，喘嗽腹胀，内外疼痛。拟以木香流气饮治之。

广木香　白茯苓　广陈皮　篷莪术　东洋参　炙甘草　生锦纹　大麦冬　生处术　草果仁　紫瑶桂　广木香　花槟榔　紫苏叶　紫丁香　生香附　江枳壳　水法夏　紫沉香　小青皮各五分　大腹皮　香白芷　紫川朴　酸木瓜　广木通各五分

评议：处方重在疏通三焦气机，攻补兼施，俾留滞三焦之邪得去，气机通畅，决渎之职复常，如是则水道通利，肿胀咳喘可消。其方用药达25味之多，这在阮氏医案中极为罕见。

徐　暑伏脾肺，寒热不清，咳嗽痰涎，饮食少进，胸膈痞闷，四肢酸软。脉见濡弱，舌苔白滑。当从手足太阴主治。

苦杏仁钱半　藿香叶钱半　细桂枝八分　制绍朴八分　白蔻仁八分，冲　水法夏二钱　川通草八分　佩兰叶钱半　带皮苓二钱

评议：暑湿伏于脾肺，手足太阴受病，故用杏仁、蔻仁宣肺

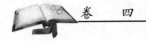

气，藿香、佩兰、半夏、川朴燥脾湿，桂枝、带皮苓、通草通阳利湿，使手足太阴暑湿得以祛除，咳嗽、纳少、痞闷诸症可解。

　　郑　产后气虚血燥，腹痛，大便艰苦，宜调补顺气为是。

　　西洋参一钱　全当归钱半　油枳壳八分　炙叙芪钱半　火麻仁钱半　油木香八分

　　评议：本例便秘，是由产后气阴两虚，肠道失于濡润，传导失职所致。方以西洋参补益气阴，当归、黄芪补气养血，麻仁润肠，枳壳、木香行气。通补结合，于虚证便秘，颇为适合。

　　周　耳顺之年，劳倦伤脾，阳气下陷，湿热挟肝火交迫，以致小便涩痛，艰苦异常。拟以加味五苓散治之。

　　建泽泻二钱　生白术二钱　台乌药八分　水云连八分　洁猪苓钱半　川桂枝八分　黄木通八分　绿升麻四分　赤茯苓三钱　杭青皮八分　紫川朴八分　软柴胡四分

　　评议：淋证的原因很多，湿热为患最为多见，本例乃清阳下陷，湿热下注使然，故用五苓散加木通、黄连利水通淋，兼清湿热。方中青皮、乌药疏通下焦气机，气行则水行，以利小便通畅；柴胡、升麻升阳举陷，为阳气下陷而设。

　　赵　怀孕七月，肺家偶感时邪，清肃之令不行，反被胎气上逆，痰嗽喘促，身热不安。治宜祛邪，佐以顺气安胎。

　　紫苏梗八分　冬前胡八分　篁竹茹钱半　西紫菀钱半　广橘红八分　川贝母钱半　佛手花八分　款冬花二钱　光杏仁钱半　桑白皮钱半　淡黄芩八分　炙甘草八分

　　评议：病虽轻浅，然则加之于妊娠之体，治疗应注意护胎。方中苏梗叶既能疏散表邪，又能顺气安胎，黄芩功擅清热，若与白术配合，朱丹溪谓其是"安胎圣药"，惜乎方中未用白术。余皆肃肺化痰之品，恰合病机。

应　经停三月，感寒咳嗽，肺家清肃无权，血因上泛，从鼻孔而出，名曰倒经。拟用开肺降气，佐以引血下行。

苦杏仁二钱　紫丹参三钱　白茯神二钱　广橘络八分　广郁金钱半　川牛膝三钱　广山漆八分　炙甘草八分　西紫苑钱半　玫瑰花八朵　原红花八分

评议：倒经临床上并不鲜见，引血下行是治疗上的重要环节，方中川牛膝用之甚妙，宜再加降香，效当更佳。

丁　产后积瘀未清，阻碍气机，以致肚腹肿胀，每觉疼痛。拟以小调经散加味治之。

全当归三钱　川桂枝一钱　北细辛八分　炙甘草六分　粉赤芍二钱　西琥珀八分　紫川朴八分　炙没药八分　广木香八分　大腹皮钱半

评议：方以理气活血，温经止痛为主，恰合病机，效验可期。

李　老年淋浊，小便点滴涩痛，系湿热下注，气化不通使然也。

粉萆薢三钱　肥知母二钱，盐水炒　益智仁一钱　建泽泻二钱　赤茯苓三钱　真川柏二钱，盐水炒　台乌药一钱　甘草梢八分　九节蒲八分　软柴胡六分　紫瑶桂六分

评议：湿热下注，气化不利而致淋浊，用萆薢分清饮加减治之，颇为恰当。盖萆薢分清饮由萆薢、乌药、益智仁、茯苓，石菖蒲、甘草梢组成，功能温肾利湿，分清去浊，主治膏淋白浊，本例加味用之，尚称妥当。

林　连夜不寐，湿热下陷，兼之真阴亏耗，肝火交迫，致小

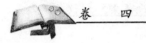

便涩痛异常。仿知柏八味法加味治之。

生地黄六钱　白茯苓三钱　淮山药三钱　肥知母三钱炒　福石少（编者按：泽泻之地方名，下同）二钱　山萸肉二钱　西草梢一钱　川黄柏三钱，炒　黄木通一钱　湖丹皮二钱　软柴胡八分

评议：阴虚火旺，湿热下陷而致淋痛，用知柏八味法加味治之，既能滋阴降火，又能清利湿热，可谓一箭双雕。方中柴胡乃厥阴引经之药，与黄柏、知母相配，能清泄肝火。

柳　产后瘀血凝滞下焦，积成癥瘕，致血络气阻，小腹疼痛，兼之营卫不和，背胀，有时微寒微热，治宜通络攻破为先。

当归须三钱　鹿角屑四钱　京三棱钱半　台乌药钱半　川桂枝钱半　旋覆花钱半　蓬莪术钱半　炙甘草八分　粉赤芍三钱　红猩绛八分　杭青皮钱半

评议：方中三棱、莪术攻坚破积；归须、赤芍活血祛瘀；青皮、乌药疏肝理气；旋覆花、猩绛（现用茜草代）乃取《金匮要略》治"肝着"的旋覆花汤意，功在活血通络。合之共奏活血通络，理气消癥之效。

毛　心肾有亏，致真水干涸，神光短少，故目犯昏眊鸡盲之病矣。议从杞菊八味治之。

红枣杞三钱　刺蒺藜二钱　建石少钱半　白茯神二钱　杭菊花钱半　山萸肉二钱　淮山药三钱　磁砂丸三钱，吞送　大蒸地四钱　湖丹皮钱半

评议：杞菊八味功擅滋养肾阴，凉肝息风；磁朱丸由磁石、朱砂、神曲组成，主治内障目花。两方相配，正合本例之病机。鸡盲即夜盲症，旧社会人民生活水平低，营养不良，患此病者不在少数，现代医学主张补充维生素 A，针对性更强。

余　老年脾阳衰弱，湿壅气机，是以运化失司，则腹中痞胀，上致胸膈饱闷，下致大便不通，方以宣通立法。

藿香梗一钱　火麻仁钱半　生谷芽钱半　江枳壳八分　冬瓜仁二钱　白蔻仁八分　大腹皮钱半　萝卜络八分　苦杏仁二钱　制川朴八分

评议：治湿之要，不外乎三点，一是宣通上焦肺气，气化则湿化；二是斡旋中州，助脾运化；三是通利小便，所谓"治湿不利小便非其治也"。试观本例，因病变部位在脾，故以运脾化湿为主，方中藿香、川朴是也；复加杏仁、白蔻仁宣开肺气；大腹皮利水消胀；枳壳理气宽中；佐以冬瓜仁、火麻仁润肠通便。惟案中谓"脾阳衰弱"，宜加温中之品。

曹　小儿久病之后，脾土虚弱，失于健运，邪水洋溢乎四旁，手足肚腹浮肿，肾囊亦然。拟以运脾化湿法。

生谷芽一钱　川桂枝五分　广陈皮五分　生白术一钱　茯苓皮一钱　江枳壳五分　紫川朴五分　大腹皮一钱　水炙草五分

评议：脾虚失运，水饮潴留而致浮肿，运脾化湿，利水消肿自是正治之法。方用五皮饮、苓桂术甘汤合化，亦颇妥帖。

赵　经停数月，蓦然崩漏，因投补失宜，致瘀血停留，积成癥瘕，冲突上下，疼痛异常。若非通络破瘀，安能调和经脉乎？

旋覆花钱半　青葱管三茎　京三棱钱半　制香附三钱　红猩绛八分　当归须四钱　蓬莪术钱半　元胡索三钱　刘寄奴三钱　广山漆钱半

评议：一派活血通络，攻坚去积之品，证实者宜之。方中旋覆花、青葱管、红猩绛（现用茜草代）系《金匮要略》治"肝着"之方，功能活血通络，移用于此，亦颇的当。

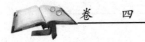

　　江　湿困中阳，饮食少进，上致胸膈痞闷，下致大便溏泄，拟以调中化湿法。

　　南京术三钱　白茯苓三钱　水法夏二钱　绍紫朴一钱　扁豆壳三钱　广藿香钱半　久陈皮钱半　生谷芽三钱　炙甘草八分

　　评议：湿困脾阳而致胸膈痞闷，大便溏泄，方用二陈汤合藿朴夏苓汤调中化湿，堪称法合、方妥、药当，可获良效。

　　陈　老年君相火衰，食易停积，且湿亦多凝滞，是以纳谷不化，胸脘痞痛，呕吐酸水等症，互相交作矣。

　　本堂曲二块　南山楂三钱　南京术三钱　淡吴萸钱半　炒谷芽三钱　大腹皮钱半　广陈皮钱半　炒枳实一钱　干薤白三钱　益智仁钱半　炙甘草八分　紫川朴一钱

　　评议：案中谓"君相火衰"，然据所述症状，当属脾阳虚衰，湿食阻滞所致，故以温运脾阳，化湿消食为治。本案辨证和治法似有商榷之处。

　　沈　食积胃脘疼痛，饮食不进，大便维艰，却因中土受戕，肝阳上旋，故有眩晕头痛之症耳。

　　藿香梗钱半　炒枳实八分　冬瓜仁三钱　瓜蒌实三钱　广郁金钱半　紫川朴八分　苦杏仁钱半　川石斛三钱　杭菊花钱半　明天麻钱半　石决明六钱

　　评议：方中藿香、枳实、郁金、川朴理气止痛，石斛、菊花、天麻、石决明滋肝息风，冬瓜仁、蒌仁、杏仁润肠通便，对证下药，无可厚非。惟案中谓"食积胃脘疼痛"宜加消食药物，如谷麦芽、神曲、山楂之类。

　　钟　素因劳心过度，每多梦失，阴精日渐内耗，致下焦寒湿乘虚袭络，积成疝癖之症。有时元实则偏隐平复，元虚则直透坚强，甚则攻痛触胁。据云：攻之无益，补之有效。兹拟补土泻肝，滋水涵木，佐以降气软坚。

东洋参钱半　川桂枝钱半　红枣杞三钱　巴戟肉三钱　酒白芍三钱　炙甘草一钱　金琐阳三钱　西小茴钱半　杭青皮钱半　淡吴萸六分　紫沉香六分　左牡蛎六钱

评议：痃癖属癥瘕积聚范畴，是脐腹或胁肋部患有癖块的泛称。试观本例，其因得之劳心过度，梦遗失精，寒湿侵虚入络而成痃癖。据其"元实则偏隐平复，元虚则直透坚强"，虚证可想而知。故方以东洋参补益气阴，巴戟天、琐阳、枸杞子温补肾精，小茴香、吴萸、青皮疏肝利气，牡蛎软坚散结，沉香暖肾降气，桂枝、白芍、甘草调和营卫。案中所述"补土泻木，滋水涵木"，与所用方药，似欠合辙。

杜　湿食阻滞三焦，枢机不灵，上不纳食，中失运化，下致肠痹不通，圊时里急后重，将成滞下之状。拟以宣通理气法。

藿香梗八分　苦杏仁钱半　萝卜络八分　真川朴六分　冬瓜仁钱半　火麻仁钱半　杭青皮八分　紫沉香六分　云连炭六分　淡吴萸六分

又　右关脉见弦长，是木居土位，脾弱肝强，故犯呕恶不食，左胁作痛，腹痛滞下之症也。治宜扶土抑肝，兼苦辛理气法。

生白芍钱半　紫瑶桂六分　淡吴萸六分　云连炭六分　西洋参八分　炙甘草六分　炮均姜六分　紫沉香六分　真川朴六分

评议：湿食阻滞，枢机不灵而致不纳不运不便，理当祛湿消食，斡旋气机为治。方中若加山楂、神曲、木香、枳实、槟榔等消食导滞之品，似更合适。

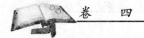
　　王　妇人肝肾虚寒，八脉凝滞，是以背胀腹痛，经来迟少，治宜养血调经为主。

　　鹿角片四钱　西当归四钱　元胡索三钱　制香附三钱　大川芎钱半　泽兰叶钱半　广山漆一钱　原红花一钱　红梅花一钱　阳春砂一钱

　　评议：据其病机和症状，方中当加温补肝肾如巴戟天、琐阳、肉桂、吴萸之属，以增强温补肝肾之功。

　　余　脉弱气血虚寒，食进胸膈痞闷，腹痛背胀，经来退后，治宜养血通阳，斯为合法。

　　酒贡芍三钱　高良姜钱半　川椒肉钱半，炒　川桂枝钱半　白归全三钱　制香附钱半　淡吴萸钱半　南京术钱半　广陈皮钱半　川紫朴一钱　炙甘草八分　姜三片　枣三枚

　　评议：方用"内证得之，化气而调阴阳"的桂枝汤，合温中散寒、理气止痛的良附丸，复配川椒、吴萸辛热温经暖宫，辅以平胃散（陈、术、朴、草）以行气导滞。全方刚柔相济，通补结合，希冀达到"养血通阳"之效。

　　郏　冬温夹湿，寒热不清，大便溏薄，口燥齿干，不思纳食，脉数，舌苔燥白，治宜表里分消。

　　粉葛根钱半　佩兰叶钱半　连皮苓三钱　扁豆壳三钱　川紫朴八分　淡豆豉钱半　生谷芽钱半　连翘壳钱半　川通草八分　苏薄荷八分　淡芦根钱半　亳花粉钱半

　　评议：外感冬温，津液损伤，故见寒热不清，口燥齿干，脉数舌苔燥白；湿邪内滞，脾运受阻，是以便溏，纳呆。方以葛根、薄荷、豆豉、连翘解表发汗以祛风湿之邪，花粉、芦根甘凉生津；复加佩兰、皮苓、扁豆壳、川朴、通草祛除内滞之湿邪。

表里兼治，内外分消，药中鹄的，病可向愈。

陈　古稀之年，劳伤脾阳，湿壅中宫，寒凝经络，是以饮食之后，胸脘痞闷，懊憹难言，行动之间，四肢倦怠，周身怕寒。拟辛热以除寒，佐淡渗而化湿。

川漂片钱半　茅山术三钱　久陈皮二钱　六神曲二钱　老干姜钱半　川桂枝钱半　白蔻皮钱半　紫川朴一钱　白茯苓四钱　姜半夏二钱　炙甘草八分

评议：劳伤脾阳，湿壅中宫，寒凝经络，是本病的病理症结所在，故见证如斯。方用二陈汤、平胃散祛除寒湿，桂枝、干姜温运脾阳，白蔻皮理气宽中，神曲醒胃消食。川漂片系地方药名，未知何物，存疑。

程　老年胸痹，艰为饮食，食则胸膈痞胀，不易运化，复加疼痛嗳臭吐酸，仿《金匮》瓜蒌薤白白酒汤加味治之。

瓜蒌实三钱　川桂枝钱半　炒冬术钱半　广陈皮钱半　干薤白三钱　白茯苓三钱　江枳实一钱　南京术钱半　川紫朴一钱　炒谷芽三钱　制香附钱半　高良姜钱半

评议：胸痹多因胸阳不旷，痰浊凝聚胸膈所致，《金匮要略》云："胸痹之为病，喘息咳唾，胸背痛，短气，寸口脉沉而迟，关上小紧数，瓜蒌薤白白酒汤主之"。本病多因胸阳不旷，痰浊凝聚胸膈所致，故用瓜蒌薤白白酒汤宣通胸阳，蠲除痰浊。试观本例，胸胃同病，故以本方配合平胃散、良附丸等理气祛湿，温中止痛。复入白术、枳实、谷芽运脾消食，以其有嗳臭、吐酸等食滞症状故也。

杜　脾肾真元不足，每致遗精，非温补固涩不可。

凤记参钱半　川桂枝钱半　煅牡蛎三钱　莲花须钱半　炙叙芪

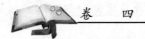
三钱　炙甘草一钱　煅龙骨二钱　潼蒺藜三钱　炒白术三钱　炒白芍三线　净芡实四钱　淡附片一钱

评议：用温补固涩治遗精，其病机当属脾肾阳虚，封藏失职，中气下陷所致。处方乃金锁固精丸加味。

余　素因思虑过度，有伤心脾，复加郁怒动肝，乃木火内燔，而营阴消耗，以致亢阳内扰，故怔忡不安，刻饥嘈杂，甚则呕吐酸水，腹痛背胀，兼之月事不调，经来迟早。治以养血安神，可冀向安。

西归身三钱　紫丹参三钱　远志筒钱半　川桂枝钱半　生白芍三钱　白茯神三钱，辰砂拌　酸枣仁三钱　炙甘草一钱　合欢皮三钱　川百合钱半　紫石英三钱

评议：思虑过度，心脾损伤，而致怔忡、月事不调，治用养心安神，无可厚非。惟肝郁化火，亢阳内扰，用药很少顾及，是其不足之处。鄙意宜选加丹皮、焦山栀、石决明、珍珠母之类，似更合辙。

阮　嗽久肺虚，气不宁静，若不投补，其嗽安能望愈？兼之中下焦阴亏，假火上炎，致舌上溜苔，唇焦口塌。拟用复脉汤加减治之。

北沙参四钱　连心冬三钱　大生地四钱　川桂枝六钱　炙甘草钱半　阿胶珠二钱　酸枣仁三钱　黑炮姜六钱　生白芍三钱　北五味六分

评议：复脉汤即仲景炙甘草汤，原治"伤寒心动悸，脉结代"，后世温病学家吴鞠通以本方化裁，制订加减复脉汤治下焦温病阴虚之证，是对本方应用的发挥。本例上、中、下三焦阴液俱虚，用复脉汤加减治之，药以沙参、麦冬养肺胃之液，生地、

白芍、阿胶滋肝肾之阴，为方中主药，复加五味子敛肺止嗽。复脉汤中的火麻仁，后世医家有以枣仁代之者。惟炮姜性味辛热，是代生姜抑或"柔中寓刚"，不得而知。

江　风温夹湿，身热咳嗽，口干痰滞，不思纳食，脉象浮数，舌苔燥白，当从手足太阴主治。

苏薄荷八分　大力子钱半　苦杏仁钱半　广郁金八分　北桔梗八分　连翘壳钱半　篜竹茹钱半　川贝母八分　佩兰叶八分　川朴花八分　川通草八分

评议：方以薄荷、大力子、杏仁、桔梗、连翘、竹茹、川贝辛凉解表，宣肺化痰；佩兰、朴花、通草芳香化浊，淡渗利湿。惟舌苔燥白，表明肺胃津液已伤，宜加鲜芦根、花粉等甘凉生津之品。

蒋　郁火刑金，血随痰嗽而出，治以清金保肺，而兼和营。

海南参三钱　京杏仁钱半　瓜蒌仁钱半　川藕节三钱　川贝母钱半　瓜蒌霜钱半　阿胶珠钱半　降真香八分　冬虫草钱半　西紫苑钱半　紫丹参钱半　玫瑰花五朵

评议：木火刑金而致咳血，当加黛蛤散（青黛、蛤壳）、焦山栀，其效益彰。

柯　老年血海空虚，冲阳横逆，致肚腹四旁攻痛，加之中土虚弱，木火凌胃，时常假消，饥不能食，治非温补降逆不可。

西潞党三钱　白归身三钱　炒白芍三钱　川桂枝钱半　川椒肉钱半，炒　淡吴萸钱半　元胡索钱半　川楝子三钱　紫石英三钱　紫沉香六分　炙甘草八分

评议：观案中所述症状，病位当在肝胃，木火凌胃是其主要病机。方中芍药甘草汤、金铃子散用之颇好，椒肉、吴萸、桂

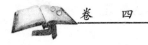

枝、紫石英似嫌过于温燥，值得商榷。

叶　经来涩少，稍有白带，背胀腹痛，腰肾尾闾等，亦酸痛重坠，治以行气活血，方为合拍。

广山漆钱半　当归须三钱　玫瑰花一钱　川草薢钱半　鹿角片四钱　制香附二钱　台乌药一钱　炙甘草八分　大川芎钱半　元胡片二钱　广缩砂一钱

评议：以方测证，当属冲任瘀滞，胞脉不利，是以经来涩少。腰肾尾闾酸痛重坠，谅由肾虚元气下陷而致，故用鹿角温补肾阳。草薢利湿化浊以止带下。

范　左脐旁有块，腹痛背胀，经水不调。

京三棱钱半　杭青皮钱半　元胡索二钱　粉赤芍二钱　篷莪术钱半　制香附二钱　光桃仁钱半　原红花钱半　鹿角屑四钱　广三七一钱　当归须四钱

评议：此属癥瘕积聚之疾，故以活血祛瘀，理气攻坚为治。方中鹿角屑既能补肾又能消坚。

胡　产后心胸小腹作痛，小便亦短涩而痛，复加呕吐酸水，背胀恶寒，四肢稍冷。此系寒邪凝滞血脉，俾内外经络不和，木侵中土致病，拟用当归四逆汤加味治之。

全当归三钱　炙甘草八分　紫丹参钱半　水云连八分　川桂枝钱半　黄木通八分　春砂仁八分　玫瑰花八朵　酒白芍钱半　北细辛八分　淡吴萸八分，姜汁炒　姜三片　枣三枚

评议：当归四逆汤出《伤寒论》，由当归、桂枝、芍药、细辛、木通、炙甘草、大枣组成，功能养血通脉，温经散寒，主治血虚寒滞的四肢厥冷。本例除"寒邪凝滞血脉"外，尚兼有"木侵中土"等病因病机，故以本方加左金丸、玫瑰花、砂仁等调和

肝胃，理气畅中之品。惟心胸小腹作痛，小便短涩而痛，案中未交代病由，谅亦血虚寒滞，膀胱气化不利而致。

梁　妇人忧郁感寒，气机停滞，血不循经而顺行，反致上逆，随咳嗽而吐出，当从调和气血主治。

紫丹参三钱　川郁金钱半　瓜蒌霜钱半　瓜蒌仁钱半　苦杏仁钱半　广橘络八分　紫茜草八分　川藕节三钱　家苏叶八分　降真香八分　川贝母钱半　玫瑰花八朵

评议：本例咳血，得之于忧郁感寒，气不顺行而反上逆，以致血随气逆而吐出。其治法遵缪仲淳"宜行血不宜止血，宜降气不宜降火"之旨，用药恰合病机，当有效验。

王　暑痢日久未愈，复感寒邪，咳嗽不止，拟以杏苏散加香连丸治之。

光杏仁钱半　白茯苓钱半　冬前胡八分　炙甘草六分　家苏叶八分　广橘红八分　江枳壳八分　香连丸八分　仙制夏钱半　北桔梗八分

评议：方以杏苏散散寒邪，香连丸清暑痢，表里同治，内外兼顾，惟治痢之药，有嫌不足，宜参芍药汤意。

陈　贵恙痰多气喘，手足颤动，左边头鸣，眼胞面部略浮，食减，小溲短少。诊脉右手短滑，左手寻之弦强，按之洪大，两尺虚弱，舌苔淡白，而底紫色。此系金不清肃，土不运化，水不涵木，总是三焦元阳久弱，各失其司，则水谷之精微蕴结而为痰，但症虽多端，不外乎因痰致病。盖痰壅于太空则气喘，横溢于经络则手足颤动，上蒙清窍则头鸣面浮，下阻气化则小便短少。若究其所治者，总以治肾为扼要。《经》言三焦者，发原于肾，结蒂于肺故耳。今仿金匮肾气丸法，壮水之主，以敛浮阳，

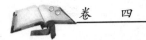

益火之元，以消阴翳，俾其水火交泰，精神乃复，则诸症不治而自治矣。

山萸肉三钱　湖丹皮二钱　淮牛膝三钱　紫瑶桂一分　原淮药三钱　白茯苓三钱　净车前钱半　紫沉香六分　大蒸地六钱　建泽泻二钱　淡附片钱半　灵磁石三钱

评议：如此复杂的病证，临床辨治，不免迷茫无措。经阮氏条分缕析，读后犹如醍醐灌顶，恍然大悟。本案堪称理法方药兼备，叙述头头是道，富有文采，洵非老手不办，须仔细品味。

马　身热而汗漐漐，气粗而痰汪汪，兼之自言谵语，渴饮便溏，手足蠕动，脉象右手短滑，而左浮大坚强，舌苔腻而微黄，而舌底深红。此系外中风寒，内伤湿食，以致肺不清肃而心阳外越，中土受戕而肝木来乘。症非吉兆，药难奏效，勉拟调中化痰，清肺平肝，倘得松机，续后再商。

戈制夏八分　簜竹茹钱半　杭菊花钱半　扁豆壳三钱　白茯神二钱　川贝母钱半　明天麻八分　石决明四钱　广橘络八分　炙甘草八分　藿石斛钱半　红谷芽钱半

评议："外中风寒，内伤湿食，以致肺不清肃而心阳外越，中土受戕而肝木来乘"是本例的病因病机所在，见症复杂而危重。阮氏拟调中化痰，清肺平肝为治，用药平淡无奇，似有病重药轻之嫌，值得深思和推敲。

陈　阳明实火上炎，口中糜烂，唇齿燥裂，痛难进食，兼之大便不通，脉见洪数，舌苔黄燥。拟用凉膈散合清胃饮治之。

生锦纹三钱　元明粉钱半　炒山栀三钱　连翘壳三钱　淡黄芩钱半　苏薄荷八分　生甘草八分　绿升麻八分　大生地四钱　全当归钱半　水云连一钱　生石膏三钱　湖丹皮钱半

又　前药大有见效。

西洋参钱半　生石膏三钱　肥知母钱半　生甘草八分　白粳米一撮

评议：凉膈散、清胃散用得甚妙。此类病证，临床屡见不鲜，当分虚实论治。本例属胃腑实热之证，故治法如斯。若阳明热盛津伤，胃火上炎而无腑实便秘见症者，笔者常用清胃散合玉女煎治之，多有效验。

蔡　腰肾两旁，以及脐腹左右，夜间痛楚不堪，迄至天明稍安。此系老年精血亏耗，内风扰动致病，当从养血熄风，补益肝肾主治。

西当归三钱　川万断三钱　炒杜仲三钱　补骨脂三钱　川草薢钱半　石决明四钱　红枣杞二钱　淡苁蓉二钱　制香附钱半　青盐皮一钱

复诊：

石决明六钱　川草薢钱半　红枣杞钱半　粉赤芍钱半　全当归三钱　制香附钱半　淡苁蓉钱半　青盐皮八分　川万断钱半　补骨脂钱半

评议：方中草薢，其用意似难理解。其实，《神农本草经》早有记载：草薢"主腰背痛，强骨节"，本例用之，颇当。

叶　妇人血燥经停，复感寒邪，郁而成热，挟肝阳内扰，上致胸痛，下致二便秘结，小腹胀疼，兼有怕寒，拟方于下。

白归全四钱　川桂枝钱半　黄木通八分　水云连八分　炒白芍钱半　西草梢八分　北细辛八分　淡吴萸八分　紫沉香八分　紫川朴八分　生姜三片　大枣三枚

评议：处方由桂枝汤、当归四逆汤、左金丸三方化裁而成，

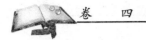

对照本案所述症状和病机，似不贴切，令人费解。

　　程　身体手足疼痛，夜睡兼有盗汗，梦洩，诊脉象细弱，舌苔清楚。此系气血衰弱，阴阳两虚致病，宜用补剂以调之。

　　炙甘草钱半　川桂枝钱半　大蒸地四钱　菟丝饼三钱　西党参三钱　炙叙芪三钱　酸枣仁三钱　化龙骨三钱　酒白芍三钱　阿胶珠二钱　鹿角霜四钱　大红枣五枚

　　评议：细观处方，乃炙甘草汤加减而成。盖炙甘草汤又名复脉汤，出《伤寒论》，原治"伤寒，脉结代，心动悸"，因其有益气补血，滋阴和阳作用，阮氏灵活化裁而用于本例，允称妥当。

　　叶　老妇脾肾虚寒，运化失常，每多痰湿，上生咳嗽，下流白带，是以纳少肌瘦，此非脾肾两补不可。

　　补骨脂三钱　炒处术二钱　益智仁钱半　茅山术二钱　桑螵蛸三钱　白茯苓二钱　肉果霜八分　水法夏二钱　广陈皮钱半　炙甘草八分

　　评议：病位在脾肾，病性属虚寒，病邪为痰湿，故立方遣药以温补脾肾，化痰祛湿为主，兼以固涩止带，可谓切中肯綮。

　　蔡　小儿因惊感受风邪，郁而身热，汗虽多而热不退，咳嗽多痰，咯之不出，咽之不下，阻碍气道，呼吸难安。若不早治，尤恐火发风生，急进化痰降气，兼平肝法。

　　苦杏霜八分　明天麻五分　广橘络五分　西竺黄八分　苏子霜五分　广郁金五分　西牛黄五厘　炙甘草五分　川贝母八分　钩藤钩五分

　　评议：小儿为纯阳之体，肝常有余，罹患外感热病，最易化火动风，而为痉厥危疾。鉴此，阮氏秉承《内经》"治未病"之旨，急进化痰降气平肝之法，以防患于未然。方中天竺黄、牛黄、钩藤、天麻等用之甚妙。

林 温症误投热补，未免助邪为虐，火势迅发，真阴被劫，上致目红面赤，唇焦齿黑，渴饮无度；下致大便秘结，半月不通，小便如血。脉象洪数，舌苔焦黑。先进釜底抽薪法。

生锦纹四钱 生石膏五钱 炒山栀三钱 苏薄荷八分 净芒硝钱半 肥知母三钱 净连翘三钱 淡竹叶钱半 淡黄芩钱半 生甘草八分

复诊：大便稍通，略见松机，再进大剂清火法。

羚羊片一钱 水云连钱半 炒山栀三钱 黄木通钱半 鲜生地六钱 杭菊花钱半 鲜金钗四钱 生甘草八分 黑元参三钱 淡竹叶钱半

评议：叶天士尝谓："热邪不燥胃津，必耗肾液。"本例邪热燔灼，津液大伤，然病位尚在气分，故用凉膈散合白虎汤釜底抽薪，清泄邪热，实为"存津液"计。

金 气虚湿热下注，前阴下口，发痒浮肿，形如气毯，拟用升补化湿兼消肿法。

西洋参八分 生叙芪钱半 南京术钱半 广陈皮八分 绿升麻五分 广木香五分 杭青皮八分 川楝子钱半 软柴胡五分 甘草梢五分 台乌药八分

评议：以补中益气汤升补，自是正法。惟"湿热下注"，用药似嫌欠缺，宜加四妙散（苍术、黄柏、牛膝、米仁）、苦参、土茯苓、川萆薢之类，效当更佳。

苏 操劳太过，房事不谨，致伤心肾，水不涵木，冲阳上逆而气喘；火郁刑金，痰多见血而嗽侵，兼之胸痹不舒，坐卧难安，手足浮肿。症属危险，勉拟清心润肺，滋水涵木，佐以降气化痰。

大麦冬三钱　京杏仁三钱　生龟板六钱　广橘络八分　海南参三钱　瓜蒌霜钱半　暹毛燕三钱　佛手花八分　瓜蒌仁钱半　川贝母钱半　玫瑰花六朵　炙甘草八分

评议：本例属虚劳，或为劳瘵，其症错综复杂，危象迭出，治疗殊非易易。阮氏用清心润肺、滋水涵木、降气化痰，亦是勉强为之。方中龟板、毛燕、麦冬、川贝母是治阴虚劳嗽咯血的常用药物，鄙意宜加主治木火刑金咳血的黛蛤散（青黛、蛤壳），似更对证。

吴　寸脉浮滑，关脉细数，舌苔厚腻黄燥。此系暑温夹湿，身热口干，咳嗽多痰，痰中见血，大便溏泄，不思纳食，当从手足太阴主治。

苦杏霜钱半　扁豆壳二钱　紫川朴八分　仙制夏钱半　白蔻花八分　淡竹叶钱半　鲜竹茹一丸　川通草八分　益元散二钱　连翘壳二钱　鲜杷叶一幅，去毛　茅草根六钱

又　诸症悉平，第以痰湿未清，再进化痰润燥法。

仙制夏钱半　炙甘草八分　鲜杷叶一幅，去毛　川石斛三钱　广橘络八分　苦杏霜钱半　鲜竹茹三钱　茅草根六钱　白茯苓二钱浙贝母钱半

评议：暑湿内侵，肺脾受伤，症见身热咳嗽，纳差便溏，治疗着眼于手足太阴，从宣肺祛暑、运脾化湿立法，方效吴鞠通三仁汤化裁，用药轻灵可喜，体现了温病学派的用药特色。

马　肾阴亏乏，肝阳上越，以致牙风跳动，痛楚不堪，非平肝息风不可。

生白芍钱半　细生地三钱　北细辛六分　杭菊花钱半　蔓荆子八分　石决明三钱　青盐八分　明天麻八分　西洋参八分　苏荷叶六分

评议：肾阴下亏，风火上亢而致的牙痛，临床较为常见，一般多以知柏八味丸为治。本例立足于平肝息风，可备一格。

卜　素患痔疾，每劳动太过，气虚下陷，其痔坠而外脱，行动不便。拟用补中益气汤加味治之。

风记参钱半　生处术钱半　绿升麻六分　红杞子二钱　炙叙芪三钱　广陈皮一钱　软柴胡六分　金璜阳二钱　白归身二钱　炙甘草八分　龟鹿胶三钱，各半　炒槐米钱半

评议：补中益气汤功擅升阳举陷，对气虚下陷的内脏下垂有一定疗效。本例为痔坠外脱，其病机亦属"气虚下陷"，故用本方加补肾益精之品，因肾为元气之根故也。

柳　左手举动不得舒展，此系风邪乘虚内袭筋骨使然也。

川桂枝二钱　酒白芍二钱　炙叙芪二钱　全当归二钱　红杞子二钱　淡苁蓉钱半　巴戟肉二钱　姜三片　枣三枚

评议：风邪乘虚内袭筋骨而致左手举动不利，观其治方，系桂枝汤合当归补血汤，复加填精益肾之品，可知本案所谓"虚"，当属营卫不和，气血两虚，肾精不足，故用药如斯。这里值得一提的是，痰饮停留，走窜经络，亦可引起臂痛难举，伸展不利，方用茯苓丸（茯苓、风化硝、枳壳、半夏）治之，与本例病因病机有别，需要鉴别。

蔡　老年真阴亏耗，督阳上亢，血随清道而鼻衄不止。

生龟板一两　生扁豆八钱　山栀炭三钱　瓜蒌皮二钱　北沙参四钱　生米仁五钱　侧柏炭三钱　箑竹茹三钱　茅草根六钱

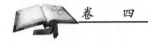

评议：龟板剂量独重，意在滋阴潜阳，从本论治。宜加淮牛膝引血下行，效当更佳。

李　脾肾素虚，肝阳易动，每致雷火上升，阴霾下布，则小腹如冰，口中燥烈，故犯上热而下寒之病耳。

西党参三钱　酒贡芍三钱　炙甘草八分　白归身三钱　炙叙芪三钱　紫瑶桂八分　淡附片八分　阿胶珠三钱　红杞子三钱　淡苁蓉钱半　生牡蛎八钱　生米仁四钱

评议：雷火上升而上热，阴霾下布而下寒，实属真寒假热之证，治遵王冰"益火之源，以消阴翳"之训，肉桂、附子、苁蓉所由用也；又参景岳"善补阳者，当于阴中求阳，阳得阴助而生化无穷"之意，故配归身、白芍、阿胶、杞子滋阴养血之品。牡蛎之用，取其介类镇潜浮阳；党参、黄芪、米仁为脾虚气弱而设。

张　高年真阴亏弱，复加郁怒太过，五志之火挟虚阳上冒，冲突阳络，其血从鼻窍而常出。丹溪云：阴宜补，阳勿浮。遵其法而施之。

大生地六钱　生龟板一两　酸枣仁钱半　远志筒钱半　生白芍三钱　海南参四钱　降真香八分　淡菜八钱　黑驴胶三钱　淮牛膝三钱　侧柏炭三钱

评议：处方紧扣病机，尤其是用降真香，乃宗缪仲淳"宜降气不宜降火"之意，淮牛膝能引血下行，两药用得甚妙。

蔡　中土虚寒，肝气上逆，呕吐酸水，拟用扶土抑肝法。

别直参一钱　炙甘草八分　淡吴萸八分　紫丁香八分　炒白芍二钱　白茯苓二钱　春砂仁八分　姜三片　枣三枚　川桂枝一钱　炒处术二钱

评议：其组方融桂枝汤、四君子汤、吴茱萸汤于一炉，共成温补脾胃，培土抑木之剂。

戴　感冒寒邪，痰多眩晕，拟以温胆汤加味治之。

篁竹茹钱半　白方苓二钱　紫苏梗一钱　苦杏仁钱半　炒枳实六分　广陈皮一钱　水法夏钱半　炙甘草八分　明天麻钱半　生米仁三钱

评议：温胆汤乃治痰饮眩晕之良方；配合杏苏散祛散寒邪，两方加减投之，正合病因病机。

李　风寒湿阻滞经络，气不主宣，以致身体手足酸痛痹胀，不得舒展，若非疏通经络，宣散风湿不可。

川羌活钱半　川桂枝钱半　大豆卷三钱　水法夏二钱　西秦艽钱半　生苡仁三钱　刺蒺藜钱半　姜三片　枣三枚　汉防己二钱　苦杏仁钱半　制绍朴一钱

评议：《素问·痹论》曰："风寒湿三气杂至，合而为痹也。"本例系风寒湿三邪侵袭肌表，客于经络，而成痹痛。治从疏通经络，宣散风湿立法，诚属对证。处方与治痹名方羌活胜湿汤（羌活、川芎、独活、秦艽、防风、蔓荆子、甘草），有异曲同工之妙。

唐　寒邪夹湿，伤于脾肺，前因误投药食，邪不得出，以致嗽久不愈，引动厥阳上逆，则痰嗽尤甚。适值春木当权，土金受戕，更难望愈，勉拟加味温胆汤治之。

广橘络红各六分　白茯苓二钱　炒枳实六分　瓜蒌仁钱半　宋公夏钱半　篁竹茹一九　炙甘草八分　苦杏仁钱半　黑锡丹六分，吞送

评议：肝木过旺，既能上侮肺金，又能中犯脾土，以致土金

受戕，痰嗽由是尤甚。方用温胆汤加味，意在调理肺脾，祛除痰饮，惟制木之药力薄，与病机似欠熨帖。方中黑锡丹一般适宜肾不纳气而致咳喘，本例用之，未识何意？

陈　产后冒风积食，瘀血凝滞，肚腹绞痛，营卫不和，恶寒发热。前医过投辛热，致浊火上升，面红燔灼，周身刺痛。脉见浮数，舌苔燥腻。治宜疏通经络，去瘀降浊，俾表邪外达，瘀浊内消，可望向安。

当归须四钱　川桂枝钱半　川楝子钱半　水云连八分　泽兰叶钱半　黄木通八分　元胡片钱半　炙甘草八分　炒白芍钱半　淡吴萸八分　北细辛八分　杭青皮钱半

复诊　热退痛减，诸症稍平，再拟方于下。

白归全二钱　紫丹参二钱　赤茯苓二钱　制香附钱半　酒赤芍二钱　紫瑶桂六分　西琥珀六分　元胡索钱半　玫瑰花六朵　真川朴六分　炙甘草六分

评议：分析其组方，乃当归四逆汤、金铃子散化裁，功在温经散寒，理气止痛，活血化瘀。据案中所述，患者"面红燔灼""脉见浮数，舌苔燥腻"，可见火热之象十分明显，方中惟黄连一味清热，实难胜任。对照本例病因病机，处方用药有失公允，尚值得进一步考量。

严　寒湿交伤，冷热并至，咳嗽连连，痰沫汪汪，究其所治，当从表里分消法。

家苏叶八分　广橘红八分　苦杏仁钱半　水法夏钱半　佛手花八分　炙甘草六分　箪竹茹钱半　炒枳实六分　瓜蒌皮钱半　桑白皮钱半　白茯苓三钱　黑锡丹五分，吞送

又　寒热清楚，痰嗽未痊，再拟方于下。

京杏仁钱半　仙制夏钱半　炒竹茹一丸　白茯苓三钱　佛手花八分　西紫苑钱半　瓜蒌皮钱半，姜汁炒　炙甘草八分　广橘络八分　款冬花钱半　黑锡丹五分，吞送。

　　又　痰嗽虽觉稍愈，而气息仍未平复，复加身体骨节酸痛，究是邪退而气虚血燥故耳。拟以温补兼降气法。

　　义记参钱半　油沉香六分　紫苏子八分　冬前胡八分　当归全三钱　淡干姜五分　水法夏钱半　青盐皮八分　油瑶桂六分　北五味五分　炙甘草八分

　　评议：纵观前后三诊，可知本例系痰饮咳喘痼疾，因感受寒湿而引发旧病，故初诊以杏苏散疏解表邪，温胆汤内化痰饮，复加瓜蒌皮、桑白皮宣肺止咳，更入黑锡丹温肾纳气以治喘促，其属本虚标实之证，当无疑义。三诊因外邪已蠲，痰嗽稍愈，突出温补气血，兼以降气平喘。用药次第有序，可资借鉴。

　　谢　阴虚血燥，龙雷火升，以致身热口干，目红喉痛，拟以壮水制火法。

　　怀生地六钱　建泽泻二钱　肥知母二钱，盐水炒　黑元参二钱　湖丹皮二钱　淮山药三钱　真川柏二钱，盐水炒　旱莲草二钱　山萸肉二钱　白茯苓三钱

　　评议：此"壮水之主，以制阳光"之治法，方用知柏地黄丸加味，切中病机。

　　钟　积精败浊以兼湿，秽浊阻碍于精隧水道之间，致溺时去路狭窄，不得流利清长。又因高年命火衰微，气化失常，俾膀胱之气不能健送。《经》云：少阴为阴之枢，少阳为阳之枢。阴阳之枢转不灵，未免清气不升，浊气不降，清浊混淆，则二便失职，是故小水短涩，昼夜无度，则大便亦不得清爽矣。究其所

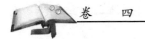

治，总要补元阳以助气化，滋肾水以通秽浊，略佐升提，以转灵机，俾天气顺则地道行，决渎治则沟渠利，何患二便之不通利者乎！

高丽参钱半　西小茴钱半　淡附片八分　赤茯苓三钱　炙叙芪三钱　车前子钱半　紫瑶桂八分　炙甘草八分　淡苁蓉二钱　黑丑子一钱　甘杞子二钱　炙升麻八分　炙柴胡八分

评议：本例当为淋浊、便秘兼病。阮氏对其病因病机、治法方药分析十分精辟。尤其是案语"天气顺则地道通，决渎治则沟渠利，何患二便之不通利乎？"以天例人例病，体现了"天人相应"的整体观念。

谢　风温夹湿，头痛身热而汗絷絷，周身痹痛沉重，大便溏薄，口干咳嗽，神气不清，糊言乱语，苔黄脉数，法以清热利湿为主治。

炒山栀三钱　生苡仁三钱　淡竹叶钱半　淡黄芩钱半　连翘壳三钱　苦杏霜钱半　水法夏钱半　水云连一钱　汉防己钱半　益元散三钱　广郁金钱半

评议："神气不清，糊言乱语"，表明湿热已蒙蔽心窍，当配合菖蒲郁金汤（菖蒲、炒栀子、竹叶、牡丹皮、郁金、连翘、灯芯、木通、竹沥、玉枢丹），似更合适。

阮　春温，身热头痛，口干渴饮，喘嗽多痰，脉数浮紧，舌苔黄滑。原系精虚寒伏，新邪感触使然也。拟以辛凉透表法。

大力子钱半　北桔梗八分　广橘红八分　连翘壳钱半　苏薄荷八分　苦杏仁钱半　广郁金八分　淡竹叶八分　瓜蒌皮钱半　毫花粉钱半　生甘草六分

又　诸症悉平，惟气喘痰多耳。再进化痰降气法。

戈制夏八分　白竹苓二钱　苦杏霜钱半　佛手柑八分　青盐皮八分　炙甘草八分　炒竹茹一九　瓜蒌皮钱半，炒　黑锡丹五分，吞送

评议：《内经》云："冬伤于寒，春必病温""冬不藏精，春必病温"，此伏气温病的理论依据。本例"精虚寒伏"，遇春因新感诱发，故治疗以辛凉透表为急务，俾表邪得解，有利于伏邪透达，其病易愈，此治伏气温病之大则也。

陈　产后虚寒，瘀血凝滞腹痛，气喘咳嗽。

当归全二钱　酒芍药二钱　紫丹参二钱　佛手柑一钱　紫瑶桂六分　紫沉香六分　川郁金一钱　西琥珀六分　玫瑰花六朵　淡吴萸六分　炙甘草六分

评议：产后虚寒，故用肉桂、吴萸温暖冲任；瘀血凝滞腹痛，是以用当归、芍药、丹参、郁金、琥珀活血祛瘀止痛；用佛手柑、沉香、玫瑰花者，乃气行则血行也。惟方中气喘咳嗽未能顾及，谅是旧疾，故缓图之。

王　产后气血两虚，精神颇倦，腰痛不寐。

义记参一钱　西当归二钱　补骨脂钱半　川万断钱半　山漆参一钱　炒白芍二钱　紫瑶桂八分　酸枣仁二钱，炒研　白茯神二钱，辰砂拌　远志筒一钱　炙甘草八分

评议：处方乃减味归脾汤加补肾强腰之品，堪称对证下药，极是。

程　小儿湿热下注大肠营分，致成血痢，木犯中土，腹痛呕恶。

凤尾连五分　银花炭一钱　真川朴五分　青木香五分　山楂炭一钱　淡吴萸五分

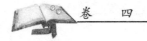

评议：湿热下注大肠而成血痢，应与白头翁汤合用为妥。地榆炭亦可加入。

李　劳倦伤脾，努力兼伤筋骨。盖脾为湿土，主运四肢，湿壅不化，则四肢倦怠而无力；肝主筋，肾主骨，筋骨损折，则肝肾受病而腰背脊骨酸胀痹痛。复加风邪伤肺，咳嗽不止。拟以祛风燥湿，兼和营利气法。

川羌活钱半　川桂枝钱半　全当归二钱　川郁金钱半　香独活钱半　姜夏片钱半　炒白芍钱半　苦杏仁二钱　西秦艽钱半　广橘络一钱　广山漆钱半　冬前胡钱半　生姜三片　红枣三枚

评议：本例以脏象学说脾主四肢，肝主筋，肾主骨的脏腑与躯体的关系，阐述相关脏器病变所出现的症状。观其处方用药，显系风湿客于肌表，侵袭筋骨，而成痹痛，加之风邪伤肺，肺失清肃所为。

叶　风温，身热有汗，头痛渴饮，咳嗽而多痰，舌苔黄燥，脉象浮数，而浮大，拟用辛凉退热，佐以清肺滑痰。（编者按：处方原缺）

评议：据其症状和舌脉，系风温袭表，肺卫受伤，津液未免耗损。方药原缺，宜于银翘散、桑菊饮之类。

柳　禀质阴寒，奇经八脉不和，小腹有癥瘕积聚，阻碍月事，经气不得流通，致肚腹上下疼痛异常。拟以通经化浊兼疏气法。

当归须三钱　酒赤芍钱半　川楝子钱半　元胡索钱半　黄木通八分　西小茴钱半　淡吴萸八分　北细辛八分　川桂枝钱半　杭青皮钱半　炙甘草八分　紫沉香八分

又　前方大有见效，再拟方于下。

东洋参钱半　　淡附片八分　　川桂枝八分　　大腹皮钱半　　全当归三钱　　西小茴钱半，炒　　酒白芍钱半　　炙甘草八分　　川椒肉八分　　杭青皮钱半，炒　　紫川朴八分

　　评议：阳虚体质，冲任寒滞，气血不利，以致瘀血凝聚而成癥积，方用当归四逆汤加茴香、吴萸温经散寒，调理冲任，复入川楝子、延胡索（即金铃子散）、青皮、沉香行气止痛，如是则癥积可消，月事通畅，而腹痛自解。

　　余　经期当风，过食辛味，触动少阳风火上升，致右目红肿羞明怕日。《经》言壮火蚀气。消烁胃中真阴，刻饥嘈杂，致成中消之症。当从辛凉清热，苦寒泻火主治。

　　酒锦纹二钱　　川羌活八分　　龙胆草钱半　　炒山栀二钱　　元明粉钱半　　苏薄荷八分　　淡黄芩钱半　　连翘壳钱半　　软柴胡八分　　川木贼钱半　　密蒙花钱半　　生甘草六分

　　评议：上则右目红肿，是少阳风火升腾所为，中则刻饥嘈杂，系阳明胃热燔灼使然。分明属于肝胃实热之证。故方用凉膈散清泻胃热，龙胆泻肝汤清泄肝火，加木贼草、密蒙花增强明目消肿之效。用药紧扣病机，有的放矢，不愧是学验俱丰的老手。

　　蒋　冬不藏精，寒伏少阴。现因春寒夹湿，感发伏邪，以致恶寒发热，不思饮食。前经表散得汗，则寒已透解，而湿未清楚，舌泛白苔，小便混浊，犹觉微寒微热未除，或湿气扰乱心阳，则怔忡不安，夜间少卧；或阻滞于经络，则手足如有颤动之状。症具如前，治宜调中化湿，方呈于后，药当退热除邪，若待松机，续后再商。

　　细桂枝八分　　南京术钱半　　大豆卷二钱　　炙甘草八分　　连皮苓三钱　　广陈皮钱半　　生谷芽二钱　　川通草八分　　水法夏钱半　　紫绍

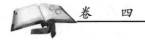

朴八分

评议：本属寒伏少阴，因新感而引发，经表散之后，寒邪虽去，湿邪犹存，舌泛白苔，小便混浊是其证也。见症纷繁，总离不开湿浊所为。故方用平胃散、二陈汤、五苓散合化，意在调中化湿，俾湿邪得去，再商它治。

钱　食停中脘，积而不化，酿成痰湿，兼之经停月余，腹痛背胀，拟以消化兼通经法。

炒山楂三钱　本堂曲二钱　广陈皮一钱　紫川朴八分　炒谷芽三钱　南京术钱半　半夏曲二钱　炙甘草八分　泽兰叶钱半　光桃仁钱半　原红花一钱

评议：方拟平胃散、保和丸加减以消食积，泽兰、桃仁、红花以活血通经，用药简洁而明了，诚得治法之要领。

华　温邪久羁，真阴被劫，致水虚火旺，令人谵语神昏，血燥风生，复加手足颤动，口干便结，舌绛脉洪。若非增液清络不为功。

细生地四钱　鲜金钗三钱　霜桑叶三钱　钩藤钩钱半　黑元参三钱　金银花三钱　淡竹叶钱半　丝瓜络钱半　大麦冬三钱　连翘壳三钱　杭菊花钱半

评议：本例当属温病气营两燔，阴液耗损，邪入心胞，肝风扇动之重证，故用药清气、凉营、养阴、息风兼具，惟缺醒神开窍之药，鄙意紫雪丹、至宝丹、安宫牛黄丸亦可选用。

陈　高年肝肾衰惫，筋骨失养，风邪乘虚内袭关节，右边半身不遂，行动维艰，兼之水虚痰泛，冲阳上逆，时而喘气筑筑。幸得土德未衰，纳化有权，犹可用药调治。

炙叙芪二钱　甘枣王二钱　水法夏三钱　旋覆花三钱　炒白芍

二钱　淡苁蓉二钱　东洋参钱半　生姜三片　川桂枝二钱　代赭石三钱　炙甘草一钱　大枣三枚

评议：本例似属中风半身不遂之证，由肝肾亏衰，风邪乘虚内袭，且夹痰饮为患使然。然处方用药着力于参、芪补养气血，桂枝汤调和营卫，复加半夏，旋覆花、代赭石化痰降逆以平气喘，惟祛风邪、养肝肾之药尚属欠缺，与病机似欠合辙。

叶　风温夹湿，痰火交炽，未免津液受伤，清肃之令不行，是以口干渴饮，气粗咳嗽，瘄时稍有谵语。阳明湿热上蒸，口内两旁结成白屑，舌苔黄燥，脉象洪数。治宜清火消痰，佐以芳香化浊。

黑犀角一钱　鲜芦根四钱　鲜竹茹二钱　河南花三钱　真川贝二钱　鲜杷叶二幅，去毛　川通草八分　连翘壳三钱　至宝丹一颗

又　药经奏效，病已转机，再加进养液，稍加清补。

鲜石斛二钱　鲜芦根三钱　鲜香附八分　真川贝二钱　鲜竹茹二钱　鲜杷叶二幅，去毛　方通草六分　广郁金八分　西洋参六分

复诊：

西洋参八分　叭杏仁二钱　大破冬二钱　鲜竹茹钱半　耳环斛二钱　真川贝二钱　大角参二钱　广橘络八分　炙甘草八分

复诊：

驴胶珠钱半　京杏仁钱半　炙甘草八分　西洋参八分　川贝母钱半　藿石斛八分　广橘络八分

上药煎送黑锡丹三分

复诊：

西洋参八分　黑驴胶一钱　叭杏仁一钱　广橘络六分　淡苁蓉一钱　藿石斛一钱　川贝母一钱　灵磁石钱半　紫沉香三分

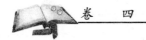
复诊：

别直参六分　甘杞子钱半　炙甘草六分　淡苁蓉钱半　炒处术一钱　灵磁石二钱　青盐皮八分　宋公夏一钱　白茯苓钱半

评议：此乃痰热同治，气营两顾之法。复诊病已转机，改投养液补虚以善其后，甚当。犀牛现已禁用，可用水牛角代替。

林　湿食郁结阳明，中土受戕，累及上下，胸膈痞痛，饮食呕吐，兼之大便不通，脉象洪数，舌苔灰色如煤，若非荡涤上下宿垢，而奠安中土不可。

瓜蒌实钱半　水法夏钱半　制川朴八分　鲜金钗三钱　水云连八分　生锦纹钱半，酒浸　江枳实八分　伏龙肝煎汤代水

复诊　痛愈吐止，便稍通，舌苔翻黄，稍觉微寒微热，渴饮，仍照前方加减。

酒锦纹一钱　江枳实六分　水法夏一钱　苏薄荷六分　制川朴六分　瓜蒌实一钱　水云连六分　广藿香六分　鲜芦根二钱

评议：舌苔灰色如煤，是阳明实热的明征，非下不足以祛邪安土，方用小承气汤加味，力专效宏。伏龙肝即灶心土，方中用之，谅取其燥湿止呕以安中土，但本品性味温涩，似与本证"湿食郁结阳明"不甚熨帖。

缪　脉见短滑，舌苔微白，口苦，夜间寤而不寐，身体微寒微热，喉间觉见梅核之气，吐之不出，咽之不下。治以芳香开郁法。

白茯神二钱　家苏叶八分　生香附八分　玫瑰花六朵　水法夏钱半　制川朴八分　广郁金八分　远志筒一钱　酸枣仁二钱　广橘络八分　炙甘草八分

评议：《金匮要略》云："妇人咽中如有炙脔，半夏厚朴汤主

之。"后世称此为"梅核气"病，多由情志不遂所得。本案处方即半夏厚朴汤加减，因其寐劣，故加枣仁、茯神、远志宁心安神，香附、玫瑰花、郁金理气解郁，药证合拍，持续服用当有效验。

　　薛　怕寒发热，腹痛吐泻，此系外感风寒，内伤湿食。前经发表调中渗湿，已觉见效，但土金衰弱，肝木横强，水气随其上凌，每从小腹发动，以致呃逆咳嗽，呕吐酸水。脉象右弦滑，左浮大，舌苔白滑，中见微黄。拟以和中降逆，兼化湿法。

　　佛手柑钱半　代赭石三钱　苦杏仁钱半　杭青皮八分，炒　旋覆花三钱，包煎　水法夏钱半　北沙参钱半　西小茴八分，炒　淡吴萸六分　紫沉香六分，研冲　扁金钗钱半　炙甘草六分　老生姜三片　大黑枣三枚

　　评议：腹痛吐泻之后，脾胃势必受损，肝木乘虚犯中，夹水气上凌，故见症如斯。方用旋覆代赭汤合沉香降逆止呃，复加吴茱萸汤温胃止呕，青皮、茴香、佛手柑疏肝理气以制木横。合之共奏降逆温胃，培土抑木之效，如是则呃逆、呕吐、反酸可除，其病可瘳。

　　李　脉洪数，舌苔黄燥，略兼灰黑，身热咳嗽，痰中见血，口渴，神昏谵语，手足稍加蠕动。此系温邪内陷，郁而化火，其火未有不刑金者，是以金水受伤，肝风易动，将来恐有痉厥之虞，药非清火平肝养液化痰不可。

　　滑羚羊五分　青连翘三钱　鲜竹茹钱半　鲜芦根三钱，去节　钩藤钩钱半　淡竹叶钱半　鲜杷叶一幅，去毛　鲜茅根六钱　川贝母钱半　鲜石蒲八分

　　又　川贝母钱半　羚羊片六分　连翘壳二钱　天花粉二钱　篁

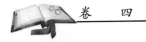

竹茹二钱　　钩藤钩二钱　　淡竹叶二钱　　广郁金八分　　鲜芦根三钱
牛黄丸一颗　瓜蒌皮钱半

又　京杏仁二钱　　篁竹茹一丸　　丝瓜络二钱　　桑白皮钱半　　川
贝母钱半　　枇杷叶钱半　　广橘络八分　　瓜蒌皮钱半　　佛手花八分
川通草八分

评议：用药一路以清火平肝，养液化痰为主，正合温邪内陷，郁而化火，火气刑金，肝风蠢动之病机。然此等病证，已属深重，非旦夕能收全功也。

陈　中阳衰弱，阴寒上逆，痰湿蒙闭清阳，致成眩晕之症。

炒处术二钱　　广陈皮钱半　　淡附片钱半　　炒米仁三钱　　汉苍术
二钱　　白茯神三钱　　炮均姜钱半　　灵磁石三钱　　姜半夏二钱　　炙甘
草八分　　明天麻钱半

评议：痰湿蒙闭清阳而致眩晕，东垣半夏白术天麻汤正为此而设。本例即用本方化裁，最得其宜。

陈　小儿感受风邪，郁而化火，身热如焚，神昏目闭，触动肝阳外越，以致痉厥双兼。拟用宣散风热，兼清火平肝法。

山栀壳一钱　　北桔梗八分　　淡竹叶八分　　双钩钉八分　　连翘壳
一钱　　苏薄荷八分　　广郁金八分　　明天麻八分　　羚羊片五分　　鲜石
蒲八分

评议：方用羚羊片、钩藤、天麻凉肝息风，薄荷、桔梗、连翘、竹叶、山栀壳清解风热，菖蒲、郁金开窍醒神。诸药相配，共奏宣散风热，平肝息风之功，对于温病痉厥重证，能收良效。

郑　大衍之年，病受风温，前医温散太过，内动风阳上旋，头痛不堪，以及左胁等皆病，身大热，稍嗽，口渴，舌苔燥而灰白，脉象洪数，先进清热平肝，续后再商。

杭菊花钱半　连翘壳钱半　淡芦根二钱　石决明三钱　鲜桑叶五幅　淡竹叶八分　生竹茹一丸　明天麻八分　山栀壳钱半　苦杏仁钱半　广郁金八分　川通草八分

复诊　头痛身热稍愈，脉象弦紧，舌苔燥白，口渴痰多色黄，嗽时左边胸胁痛甚，难为转动。再以化痰降气药治之。

戈制夏八分　篁竹茹二钱　白胆星钱半　桑白皮二钱　白竹苓三钱　广橘络八分　楝川贝钱半　瓜蒌皮二钱　光杏仁钱半　炙甘草六分　炒枳实六分　紫沉香六分，冲

又　诸症悉减，仅胁痛、痰气、口燥未平。

生竹茹二钱　仙制夏钱半　油沉香六分　淡芦根二钱　白茯苓二钱　真川朴六分　炒枳实六分　亳花粉二钱　水炙草六分

评议：风温误投温散，致邪热鸱张，风阳上旋，而见身大热，头痛，胁疼，脉洪数等证候，且津液受劫，口渴，苔燥由是作矣。当此之时，亟须清热生津，平息风阳，方药循此而订，希冀取效。

李　老妇素患白带，下元不足，每致冲阳上逆，噫嗳不止，拟以温补镇逆法。

白茯苓二钱　炒处术三钱　东洋参钱半　紫石英三钱　川桂枝钱半　炙甘草一钱　代赭石三钱　淡吴萸钱半　川椒肉钱半，炒　旋覆花三钱，包煎　酒白芍三钱　姜三片　枣三枚

评议：温补者，桂枝汤合吴萸、川椒、洋参、茯苓、白术、甘草是也；镇逆者，紫石英、代赭石、旋覆花是也。下元得补，冲阳得潜，如是则带下可止，噫嗳当平。

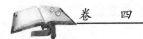

蔡　前因风邪袭脑，郁久化热，致鼻孔常流清水，或下浊涕。现加寒邪伤肺，咳嗽不止，痰蒙清窍，头目眩晕，有时头角胀痛。治以消散风热，兼化痰止嗽法。

木笔花钱半　北桔梗八分　苍耳子钱半　川贝母八分　苏薄荷八分　苦杏仁钱半　香白芷八分　明天麻八分　大力子钱半，炒　杭菊花钱半　石决明三钱

评议：本例原有鼻渊病史，新感温邪伤肺，清肃失司而咳嗽。眩晕，头角胀痛，乃新感诱发旧疾，风痰上扰清窍所致。故以苍耳子散治鼻渊，复加菊花、杏仁、大力子消散风热，宣肺化痰，更入天麻、石决明平肝息风。方合药当，宜乎取效。

王　暑温逆传胞络，邪火扰乱宫城，君主受危，神昏谵语。素因心思不遂，郁火夹发，适值经来，热入血室，或狂或笑，烦躁已甚，仿吴氏清宫汤加味治之。

犀角尖八分　青连翘三钱，带心　麦冬心钱半　莲青心五分　竹叶心三钱　黑元参三钱　金银花三银　鲜荷叶钱半　至宝丹一颗　鲜石蒲八分

评议：暑温热入营分，邪陷心包，以致神昏谵语，采用吴鞠通《温病条辨》清宫汤合至宝丹以治，颇为的当。方中银花、荷叶清轻宣透，乃遵叶天士"入营犹可透热转气"之训。至于案中提及"热入血室"，《伤寒论》对其病机和症状有专条论述，并以小柴胡汤或刺期门治之，可以互参。

余　产后瘀血凝积成块，小腹坚硬胀痛，拟以攻破之法。

光桃仁二钱　粉赤芍二钱　元胡片二钱　篷莪术二钱　原红花钱半　紫安桂八分　制香附二钱　杭青皮钱半　当归尾四钱　西琥

珀八分　京三棱二钱　台乌药钱半

　　评议：此为癥积之病，由瘀血凝聚而成，所用方药，意在攻坚消积，然证实者宜之，若虚实兼夹者，当攻补兼施为妥。

　　王　产后脾肾虚寒，纳食不化，每致大便溏薄，而下原物，当从温补立法。

　　仁记参钱半　淡附片八分　炙甘草八分　益智仁钱半　白茯苓二钱　炒处术二钱　紫安桂八分　春砂仁八分　炮均姜钱半　白归身二钱　酒白芍二钱　鸡内金二具

　　评议：方用附子理中汤、香砂六君丸合化，功在温补脾肾，消食止泻，与病机熨帖。

　　金　老年久痢，脾败肾虚，以致关闸不固，洞泄无度，拟以真人养脏汤治之。

　　肉果霜一钱　东洋参钱半　炙粟壳钱半　紫瑶桂八分　煨诃子一钱　广木香八分　酒白芍二钱　白归身二钱　炒处术二钱　炙西草八分

　　评议：久痢脾败肾虚，洞泄不止，亟须温补固涩，真人养脏汤与此正合。鄙意宜与赤石脂禹余粮汤配合应用，其效益彰。但此等方药，只适合于久痢久泻元气虚损，大肠固涩无力而致滑泄者宜之，若属实证或虚实相兼者，又当别论，切勿纯用固涩，否则闭门留寇，后患无穷。

　　王　脉象浮紧弦滑，舌苔厚腻，身体乍寒乍热，痰嗽有汗。此系风寒夹湿，闭塞腠理，郁遏气机，致三焦决渎受碍，水谷之精微结而为痰，格拒肺气，扰乱太空，是故喘急咳嗽，烦躁不宁，甚则阻住呼吸，头摇目眳，几成昏厥之状，当从疏气祛邪，

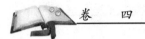
佐以化痰主治。

　　紫苏子一钱　仙制夏钱半　桑白皮钱半　紫沉香六分　苦杏仁二钱　款冬花二钱　淡黄芩一钱　浮海石三钱　川贝母钱半　明天麻八分　水炙草六分

　　复诊　服前药稍觉转机，但邪发热透，燥气未平。

　　生石膏三钱　款冬花二钱　苦杏仁二钱　紫苏子一钱　肥知母一钱半　宋公夏钱半　桑白皮二钱　淡黄芩钱半　川贝母一钱半　广郁金一钱　明天麻一钱　生甘草六分

　　又　病势大减，乃痰嗽余热，尚未清楚。

　　京杏仁二钱　肥知母钱半　宋公夏钱半　桑白皮钱半　川贝母钱半　广橘络八分　白茯苓二钱　水炙草六分　生石膏二钱　明天麻八分　广郁金八分

　　评议：其病机和病性当属风寒夹湿客表，痰热蕴肺而致喘咳的实证，故以祛邪化痰为治。初诊疏解外邪之药嫌似不足，宜加苏叶、荆芥、防风之类，俾表邪得解，气机松动，以利廓清肺中痰热。

　　韩　六脉浮沉涩滞，舌苔厚腻黄燥。此系风寒湿食之邪，袭伤表里，壅遏三焦，是以身体沉重疼痛，微寒微热，胃困多痰，不饥不食。上致清阳蒙闭，则耳鸣头胀；下致气化不清，则小水短黄。议从表里兼治，温凉并进，斯为合法。

　　苦杏仁钱半　半夏曲钱半　大豆卷三钱　生苡仁三钱　制绍朴八分　白蔻仁八分　飞滑石三钱　川通草八分　生谷芽三钱　鲜芦根三钱　淡竹叶八分

　　评议：风寒外袭，湿食内滞，三焦壅遏，气化不利，是以身

重体重，微寒微热，头胀耳鸣，小溲黄短由是而作。舌苔厚腻而黄燥，表明湿已化热，津液有伤。故方以三仁汤加味宣肺气，化湿邪，消食滞，兼以甘凉生津，表里兼治，内外分消，使三焦气化通畅，邪有去路，其疾可瘳。

狄　诊脉右关沉细兼滑，左关浮而弦长。此系湿困中阳，运化失司，饮食蕴结为痰，每随肝胆之气上逆，蒙闭清空，阻碍神机，故蓦然音哑而不能言，致成昏厥之症，少刻，吐出痰水，而后复苏，倘不预治，恐成痫疾。拟用和中镇逆，兼降气消痰法。

仙制夏三钱　代赭石三钱　淡吴萸八分　白胆星钱半　西党参三钱　炙甘草八分　紫沉香八分　制礞石钱半　旋覆花三钱　九节蒲八分　生姜汁一匙，冲服　大红枣三枚　黑锡丹六分，上药煎送

评议：此为痫疾。究其病机，系痰蒙清空，神机阻碍所致。用旋覆代赭汤治痫病，意在降逆化痰，可谓匠心独运，别开生面。方中礞石，乃取礞石滚痰丸意，胆星用之甚妙。临床一般用定痫丸（天麻、川贝母、姜半夏、茯苓、茯神、丹参、麦冬、陈皮、远志、菖蒲、胆南星、全蝎、僵蚕、琥珀、朱砂）治疗痫病，可以互参。

张　感受时行疫疠之气，身体发热三朝，而后发出痘疮，点粒稠密，紫色干红，口燥喉痛，饮食难下，二便不利，腹中似乎湿壅气阻。痘虽见点三日，犹是标期，拟用透肌达表，佐以凉血解毒，兼疏气法。

鼠黏子一钱半，炒研　河南花二钱　香白芷八分　生地尖三钱，酒洗　连翘壳一钱　青防风八分　炒僵蚕八分　湖丹皮钱半，酒洗西紫草一钱半，酒洗　黄木通五分　紫川朴五分　生甘草五分

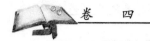

又　至六日，诸症悉减，头面之痘已经聚水贯浆，但手足未匀，元气稍虚，多痰少食，喉间微痛，再进调元化毒法。

西洋参八分　生甘草六分　南山楂八分　大力子钱半，炒研　生叙芪八分　青防风八分　白僵蚕八分　川贝母钱半，研　广木香五分

评议：天花，古称"痘疮"。旧社会本病流行甚广，尤其是儿童极易传染，所以古医籍中有关痘疮医案的记载，连篇累牍。本例因痘疮正在发作时期，邪毒炽盛，故治疗重在透肌达表，促使痘疮发至手足。复诊因元气稍虚，手足痘疮未匀，故改用扶正达邪，冀其痘透毒解，方可无忧。

周　脉象左弦滑，右沉细，舌苔白滑，身体微寒微热，兼之痰湿汪汪，口干不饮，胃钝食少。此系湿困中阳，纳化失常，寒暑闭郁毛腠，营卫不和致病也。拟用醒脾化湿，佐以解暑散寒。

水法夏一钱半　广藿香八分　制绍朴八分　水佩兰八分　广陈皮八分　连皮苓二钱　生谷芽一钱半　紫苏梗八分　细桂枝八分　川通草八分

又　诸恙稍愈，再进调理中州法。

薏苡仁三钱　南京术一钱半　广陈皮八分　白茯苓二钱　生谷芽一钱半　水法夏一钱半　藿香梗八分　炙甘草八分　紫绍朴八分

又　邪退元虚，不得不兼补耳。

西洋参八分　白茯苓二钱　水法夏一钱半　藿香梗八分　晒冬术一钱半　炙西草八分　广陈皮八分　白蔻仁八分，研冲　扁豆仁三钱　薏苡仁三钱

又　仍照前方，略以加减。

西洋参八分　白术片一钱半　广藿梗八分　生谷芽钱半　白茯

苓三钱　春砂仁八分，研冲　广皮白八分　生米仁三钱　淡附片八分
炙甘草八分　江枳壳五分

又　调元化湿见效，再进补益耳。

高丽参一钱　仙制夏一钱半　藿香梗八分　白茯苓二钱　炒处
术一钱半　广陈皮一钱　广砂仁八分，研冲　炒米仁三钱　川扶筋三
钱　炙甘草八分　扁豆仁三钱，炒研

**评议：本例乃寒湿郁表，中阳被困之证，故初诊用藿朴夏苓
汤化裁，芳香合苦温燥湿为主，略佐通草以淡渗利湿。处方平正
公允，值得效法。复诊权衡邪正盛衰，随证治之，终收全绩。**

王　肾精消耗，肝血亏乏，水不涵木，风阳上扰，故有脑
胀、头痛、耳鸣、目昏等症，兼之脾胃衰弱，纳化失职，饮食减
少，呕吐原物。拟滋水涵木，调理中州法。

杭菊花一钱半，盐水炒　红杞子三钱　西洋参八分　生米仁三钱
生白芍一钱半　明天麻一钱半　生处术一钱半　紫瑶桂五分，冲　女
贞子三钱　石决明三钱　鸡内金一具　炙西草五分

**评议：肝肾阴亏，水不涵木当用滋水涵木，药偏滋腻；胃衰
弱，运化失职，又当健脾运中，药偏温燥。本方两者兼顾，用药
刚柔相济，使之滋而不腻，补而不滞，恰到好处。**

钟　盛夏受暑夹食，太阴失健运，少阳失疏达，致成血痢，
腹痛后重，兼之身热，脉象洪数，舌苔厚腻。拟用清热导滞，兼
疏气法。

山楂炭三钱　清六散三钱　水云连八分，吴萸汁炒　淡黄芩八分
银花炭一钱半　荷叶蒂五枚　广木香六分　川通草八分　真川朴八分

又　痛减热退，仍以前方稍更耳。

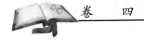

　　赤茯苓三钱　地榆炭钱半　真川朴八分　荷叶蒂五枚　西洋参六分　山楂炭三钱　银花炭钱半　香连丸八分，吞送　川通草八分

　　又　滞下稀朗，血亦清楚，惟有气虚下陷，更衣不得如常，若非升补，如何治法。

　　西洋参一钱　炙叙芪钱半　木香六分　青皮八分　扁豆二钱升麻五分　晒白术钱半　白茯苓二钱　砂仁六分　甘草六分　藿斛二钱　柴胡五分

　　评议：此为暑湿痢，据其证候，鄙意宜加葛根而成葛根黄芩黄连汤，再配合四逆散（《伤寒论》谓其能治痢）以疏达少阳，效当更佳。末诊因"气虚下陷"，故用补中益气汤合香砂六君化裁以善其后。

附：

浙东名医阮怀清传略及其医案赏析

阮氏怀清，何许人也？医德医术，究竟若何？本文就是要讨论和回答这个问题。

近年来，笔者在发掘整理古代医案文献中，在我院馆藏医籍中，发现一部《阮氏医案》专著，计4卷，为抄本，据《中国中医古籍总目》记载，国内唯我院一家珍藏，实属海内孤本，系阮氏家族所奉献，并对阮氏的生平事迹作了扼要的介绍，从而为这位德艺双馨的医家留下了流芳后世及载入医林史册的依据，《浙江历代名医录》《浙江医人考》均记述其梗概。

一、生平传略

据阮氏后嗣阮圣寿介绍，"先生讳怀清，字秉文，生于清同治己巳（公元1869年），卒于民国戊辰（公元1928年），台州黄岩縠呇人，世业农，十岁入私塾读，间常以父命牧牛，先生坐牛背上背诵《论》《孟》，若唱歌，见之者莫不奇之。年稍长，益好古文学，顾不善为八股文，遂绝意科举之途，专攻医学，于《灵枢》《素问》《难经》《金匮》《伤寒》及元明诸大家之书，无不精研。"其治学甚勤，历尽艰苦，"当其治医籍也，杜门绝交游，亦不问家人生产，终日手一卷，埋头牖下，严寒酷暑不小辍，夏夜跌坐帐中，明烛帐外，恣意阅读，其苦学不勌如此。"曾从浙东名医韩履实（温岭人）游，以颖悟谨慎，深得业师赞

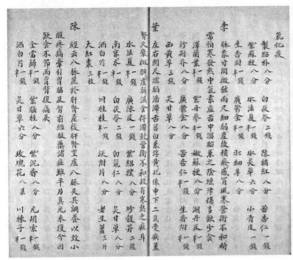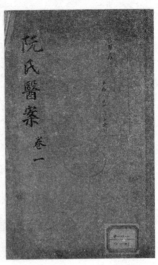

（书影）

许。悬壶数十年，"乡里之人，感冒六淫者，服其药复盎而解；痼疾沉疴，亦皆诊断精确，颇多再造。"其医德医风，与当时"不知自重，唯利是趋，丧其品德者"迥然不同，"先生独奋然于浊世，轻财博爱，以救苦活人为己任。""先生之名既噪，叩门求诊者恒肩摩而踵接，其争竞先治者，日聒于耳，先生必详询情状，排解劝慰，而定谁先。症之急者，乞儿丐叟，必先拯之；其较缓者，富室豪门，亦不先赴，于是乡邑父老，咸知医界中有道德之士。"更可贵的是，"凡急症之漏夜敲门者，已睡必起，提灯往救。尝着草履走积雪中，踝际出血冻结成球，不恤也。"有人劝他何不以舆代步，先生却曰："贫困之家，市药亦艰，吾为救其苦，舆往而益其费，吾心不忍。今虽苦足，吾心乐也。"其高尚医德，诚后辈之楷模也。

　　平生将其临症笔录，编纂成帙，晚年细加审校，而成《阮氏医案》一书，曹漱兰评价说："阮君之案，由于手辑，纯粹无疵，业斯道者，果能会而通之，神而明之，触类而引申之，以之治病，吾知其起死回生不难也。"允称至当之评。

二、医案赏析

（一）熟谙经典，兼取百家

例1：余　素多痰嗽，内脏空虚。现受风邪湿食，伤于手足太阴，营卫不和，寒热往来，治节不行，饮停而多嗽，运化失常，食积而生痰，于是饮邪引动冲气上逆，扰乱太虚，神气不清，时常谵语，喘急难安。诊其脉象，左右寸关浮滑，两尺浮而弦长，舌苔灰色。遵《内经》风淫于内，治以辛凉，佐以苦甘，兼润肺化痰，调中利湿法。

苏荷梗八分　苦杏仁一钱半　牛蒡子一钱半　生谷芽一钱半　董竹茹一丸　川贝母一钱半　浮海石三钱　白茯苓三钱　瓜蒌皮一钱半　水法夏一钱半　广橘络一钱　炙甘草八分

例2：程　脉象濡弱涩滞，略兼弦紧，舌苔白腻，四肢酸软，胸膈痞闷，时觉微寒微热。此系内伏暑气，外受风寒，湿热郁蒸，发为黄疸。肤表无汗，小便短黄，郁久不治，恐成肿胀。急宜开鬼门，洁净府法主治。

西麻黄八分　赤小豆三钱　连翘壳一钱半　绵茵陈二钱　六神曲二钱　淡豆豉一钱半　紫川朴一钱　川通草一钱　苦杏仁一钱半赤茯苓三钱

例3：程　风中少阴，引动龙火上升，则痰随火发，气不胜任，于是舌瘖不能言，足废不能行。仿刘河间地黄饮子治之。

紫瑶桂八分　淡苁蓉一钱半　大麦冬二钱　远志筒一钱半　淡附片八分　大熟地六钱　北五味八分　石菖蒲八分　山萸肉二钱　巴

戟肉二钱　川石斛三钱　苏薄荷八分

例4：柯　湿壅中焦，弥漫上下，恶寒身热，缠绵不已，致成湿温。仿吴氏三仁汤加味治之。

白蔻仁八分　苦杏仁钱半　生米仁三钱　飞滑石三钱　淡竹叶钱半　水法夏钱半　川朴花八分　川通草八分　生谷芽钱半　淡芦根二钱

按：以上四例，阮氏均遵循先哲之训而确立治法方药。如例1秉承《素问·至真要大论》"风淫于内，治以辛凉，佐以苦甘"的治法；例2因风寒外束，湿热内蕴而发黄疸，故宗《素问·汤液醪醴论》"开鬼门，洁净府"之旨，采用仲景麻黄连翘赤小豆汤化裁，意在解表发汗（开鬼门）以驱风寒，通利州都（洁净府）以渗湿热；例3系类中风，择用刘河间治"喑痱"的地黄饮子加减；例4为"湿温"，效法吴瑭《温病条辨》治湿温的名方三仁汤加味。足见阮氏临证立法处方，既熟谙经典，又兼取百家之长，知源识流，思路宽广，故治法灵活，方药妥帖。联系今天临床，大多医案不爱引经典和历代名家的论述，也不标明方名及取自何家，理法方药不免有所缺陷，在一定程度上反映出主治医生根基尚欠扎实。有鉴于此，当今中医界有识之士提倡"读经典，做临床"，已引起医者的高度重视，阮氏的学识和经验，足资借鉴。

（二）外感内伤，经验兼具

例1：蔡　六脉浮洪，舌苔中黄尖黑，此系手厥阴暑温。宫城被困，君主难安，火炽则神昏谵语，水虚则口燥齿干，阳盛阴衰，身体无寒而独热，津枯液竭，大便燥结而难通。拟用加味清宫汤，清心解热芳香开窍，以救危急耳。

黑犀角（注：现多用水牛角代）五分，磨冲　青连翘三钱　莲青心五分　荷叶边一钱半　竹叶心一钱半　连心冬三钱　金银花三钱黑元参三钱　鲜芦根三钱　鲜石蒲八分　紫雪丹三分

例2：王　右脉涩滞，左脉濡弱，舌苔厚腻。此系元虚感暑，暑中兼湿，中阳被困，健运失常，以致胸膈痞闷，肚腹疼痛，营卫不和，时觉寒热，或浊邪上干，头目昏胀，湿热下注，小水短黄。先拟解暑利湿，然后可以温补调元。

广藿香一钱　连皮苓二钱　南京术一钱五分　白蔻仁八分，研冲水佩兰一钱　水法夏一钱五分　紫绍朴八分　广陈皮八分　细桂枝八分　川通草八分

又　前经解暑利湿，稍觉见效，再诊六脉模糊，舌苔白滑，乃湿犹未清耳。盖土困中宫，水谷之精微不化，金无生气，阴阳之枢转不灵，清浊混淆，其湿从何而化乎？再进调中化湿，斯为合法。

生白术一钱五分　广陈皮一钱　白茯苓二钱　生谷芽一钱五分茅苍术一钱五分　水法夏一钱五分　炙甘草八分　生米仁三钱　紫绍朴一钱

又　调中化湿见效，所嫌六脉细弱，五脏皆虚。究其最虚者，唯脾胃耳。中阳困弱，上下失调。然邪症虽退，而真元未复，拟用六君合建中，方列于左。

西党参三钱　炒白术一钱五分　广陈皮一钱　酒白芍一钱五分白茯苓二钱　炙甘草八分　水法夏一钱五分　川桂枝八分　广木香八分　春砂仁八分　老生姜三片　大红枣三枚

例3：朱　左脉细数，右脉弦滑，重按空散无神，舌苔厚腻微黄。原系虚痨痰嗽见症，先天既弱而水虚，邪热复炽而金伤，

木无涵养，气逆痰升而多嗽，火乏奉承，血衰神怯而难安，丹田气化衰微，真水无从上达，以至津枯液竭，其音故渐失耳。所幸土德未衰，生化有权，犹可望药力以转机耳。勉拟清金保肺，滋水涵木，佐以驱邪退热，止嗽消痰。

北沙参四钱　京杏仁三钱　毛燕窝三钱　桑白皮一钱五分　大麦冬三钱　川贝母一钱五分　阿胶珠三钱全黑　川骨皮一钱五分　西甘草八分　生龟板六钱　生谷芽六钱五分　生米仁三钱　鸣蝉衣五个

例4：金　左脉数而弦滑，右脉数而涩滞，重按空散无神，舌苔干绛。原系虚痨见症，金水衰微，木火无制，土德不灵，生化无权，是以饮食减少，骨蒸潮热，痰嗽夹血，种种险症，非易治也。勉拟补土生金，滋水涵木，若有松机，续后再商。

西洋参一钱半　白茯苓二钱　仙制夏一钱半　生白芍三钱　飞子术一钱半　青盐皮八分　生米仁三钱　阿胶珠三钱　京杏仁三钱　川藕节三钱　炙甘草一钱　川贝母一钱半

按：阮氏治疗温病，其理法方药多宗叶天士、薛生白、吴鞠通、王孟英温病学派四大家。试观例1，暑湿之邪已侵犯心宫，神明被扰，出现神昏谵语等危症，且津液消耗殆尽，当此紧急关头，阮氏采用《温病条辨》治太阴温病，神昏谵语的清宫汤，合紫雪丹加味，意在清心解热，芳香开窍，其理法方药堪称是治疗温病邪入营血，内陷心包的典范，足资师法；例2系元虚外感暑湿，胸痞、腹痛、尿黄、时觉寒热，脉濡苔腻，是其验也。首诊以解暑利湿为法，方用藿朴夏苓汤加味，系湿重热轻之的方。药后虽觉少效，无如湿为重浊黏腻之邪，湿与热合，如油入面，更难消解。薛生白尝谓："湿热病属阳明太阴经者居多，中气实则病在阳明，中气虚则病在太阴。"指出了脾胃为湿热病变之重心。

阮氏有鉴于此，认为"湿困中宫，水谷之精微不化，金无生气，阴阳之枢转不灵，清浊混淆，其湿从何而化乎？"于是次诊以调中化湿为治，方用六君子汤合平胃散化裁而收良效。三诊因"六脉细弱，五脏皆虚"，遵"急则治其标，缓则治其本"之旨，专事补益中州，方取六君合建中，洵为扶正培元的善后良策；例3症见痰嗽，声嘶，脉象重按空散无神，显属内伤之证，阮氏诊断为阴虚火亢之虚痨（相当现代肺结核病），以清金保肺，滋水涵木治本为主，立方遣药可谓丝丝入扣；例4亦属虚痨，且见潮热，痰嗽夹血，舌干绛，其阴虚火亢较例3尤甚，阮氏立法处方，以补土生金，滋水涵木为主，亦较合理，唯滋阴清火力所不逮，是其不足之处。然此等证，欲收瘳病之效，难矣。古云"十痨九死"，此之谓也。从上述四例不难看出，阮氏对外感内伤病证，均有宏富诊治经验，确是一位久经临床、学验俱丰的高手。

（三）经方时方，熔于一炉

例1：叶　脉象右手关尺弦细，舌苔白滑。原属脾肾二经感受寒湿，以致营卫不和，阴阳相搏。阴胜则恶寒，阳胜则发热。仿吴氏法，病在少阴，治在太阳；病在太阴，治在阳明。以桂枝汤合平胃散加味治之。

川桂枝一钱半　南京术一钱半　广陈皮一钱　生谷芽二钱　炒白芍一钱半　紫川朴八分　炙甘草八分　赤茯苓二钱　生米仁三钱老生姜三片　大红枣三枚

例2：王　寒伤太阴阳明，皮毛闭塞，肌腠不通，郁而为火，是以寒热交作，大渴引饮，气喘痰升而多嗽，脉数浮洪，舌苔黄燥。拟用麻杏石甘合定喘汤治之。

西麻黄一钱　苦杏仁二钱　款冬花一钱半　桑白皮一钱半　生

石膏三钱　生甘草八分　水法夏一钱半　紫苏子一钱，炒　淡黄芩一钱　白果仁三钱

按：仲景方剂，被后世誉称为经方，而时方则是在经方基础上演化发展而来的。历代高明医生每多经方与时方互用，阮氏即是其中一位。试观上述二例，例1据证将《伤寒论》的桂枝汤与《太平惠民和剂局方》的平胃散合而用之；例2系痰热壅肺，清肃失司的哮喘，麻杏石甘汤乃是治疗本病的经典之方，阮氏为了加强疗效，与《摄生众妙方》的定喘汤相合为用，其效当相得益彰。笔者在临床上治疗热性哮喘，亦常将此二方合并施用，效果显著。由是观之，经方与时方的鸿沟必须填平，绝不能有门户之见。

（四）脉因证治，融会贯通

例1：缪　诊脉右三部浮而短滑，左寸尺虚弱，关部浮缓。此系酒湿伤于肺家，累及肠胃。盖清肃不行，气多上逆而咳嗽；运化失常，饮食停滞而生痰；传导失职，阴络受伤，大便涩滞而下血。况年逾五旬，病经两载，脏腑空虚，气血衰微，筋骨失其调养，关节亦不流通，以致措持无力，步履维艰。治宜补土生金，佐以理气化痰，兼养血法。

东洋参一钱半　白茯苓二钱　广木香八分　广陈皮一钱　炒处术二钱　炙甘草一钱　春砂仁八分　水法夏一钱半　全当归二钱　酒贡芍二钱　川桂枝一钱　老生姜三片　大红枣三枚

例2：曹　暑热之邪，自口鼻吸受，先伤上焦，由中以及下。盖肺主一身之气，肺气不化则浊湿停留，致气机不灵，是故胸痞腹胀，肠胃不通，大便涩滞，腹痛里急后重，外致身体发热。脉象呆钝，舌泛白苔。当以宣通上焦为扼要。

藿香梗钱半　白蔻仁八分　萝卜络钱半　荷花叶钱半　冬瓜仁三钱　瓜蒌仁皮三钱各半　制川朴八分　川通草八分　苦杏仁三钱　山楂末三钱　水佩兰钱半

按：试观例1，其脉右三部浮而短滑，左寸尺虚弱。其因伤于酒湿。其证肺家清肃不行而见咳嗽；脾失运化，遂令食滞痰生；大肠传导失职，阴络受伤而致便涩下血。其治补土生金，佐以理气化痰，兼养血法，方用香砂六君、当归建中汤合化，恰合病机，颇为熨帖。例2其脉呆钝。其因感暑热之邪。其证肺气不化则浊湿停留而见胸痞腹胀，肠胃不通则大便涩滞，腹痛里急后重。其治宣通上焦，因肺主一身之气，肺气宣通则中下二焦气机自然畅达无阻矣。方宗吴鞠通三仁汤意，轻清宣透而诸症可解。以上二例，堪称脉因证治叙述清晰，理法方药环环相扣，且案语精湛，富有文采，诚非老手不办。

（五）用药量小，轻灵取胜

例1：蔡　暑伏三焦，元虚不能达邪外出，郁而延久，周身肤腠皆痛，行止坐卧不安，耳聋口燥，脉涩，舌苔燥白。似热非热，似寒非寒，药难纯用，只得温凉兼治可也。

省头佩一钱　连翘壳钱半　川朴花八分　荷花叶一角　白蔻壳八分　山栀壳八分　川通草六分　鲜芦根二钱　淡竹叶八分　广郁金八分　丝瓜络一寸

例2：蒋　暑伏阳明，寒伤太阴，肺不宣布，气机阻塞，肠失传导，清浊不分，外致营卫不和，时觉微寒微热；内因湿热下注，圊时里急后重，此已成滞下之症也。拟以表里透达，内外分消，则痢不治而自治矣。

瓜蒌实二钱　北桔梗一钱　杭青皮一钱　紫川朴八分　山楂末

二钱　苦杏仁二钱　北细辛六分　紫苏叶八分　粉葛根一钱　赤茯
苓二钱

　　按：清代温病学派医家王孟英云："用药有极轻清极平淡者，
取效更捷，苟能悟其理，则药味分量或可权衡轻重。"并强调
"重病有轻取之法"。如王氏治幼子心官夏初患微热音嗄，夜啼搐
搦，幼科谓其生未三月，即感外邪，又兼客忤，复停乳食，证极
重也。疏方甚庞杂。孟英不以为然，乃用蚱蝉三枚，煎汤饮之。
盖取其清热息风，开声音而止夜啼，迅即获愈。按本方蚱蝉质地
极轻，又剂量特小，能获如此速效，实乃用药以轻灵取胜的范
例。阮氏继承温病学派这一治疗特色，临证处方用药，一般剂量
较轻，这在前述各案中可以窥得，本节又补充了二个案例，进一
步予以佐证。对照时下，有些医生喜欢开大方，且剂量特重，习
以为常，病员有"拎拎一大包，煎煎一大锅，喝喝一大碗"之
慨，而且又增加患者的经济负担，阮氏的用药剂量，值得借鉴。
当然这不是绝对的，临证当据病情而定。

三、结语

　　阮怀清是清末民初浙东一位德艺双馨的名医，对其生平事迹
和医德医术，既往因资料较少，缺乏宣传，特别是对其学术思想
和临证经验，其少介绍。为弥补这方面的不足，本文据阮氏有关
史料和医案专著，进行了较详细的介绍和评述，希冀为医林史册
添上浓厚的一笔，并促使其学术经验的推广应用，余意如斯，未
识然否。